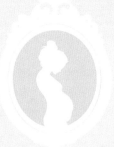

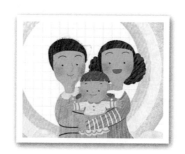

90天
轻松怀上
健康宝宝

张小燕 著

SPM 南方出版传媒

广东科技出版社 | 全国优秀出版社

· 广州 ·

图书在版编目（CIP）数据

90天轻松怀上健康宝宝／张小燕著.—广州：广东科技出版社，2015.10

（辣妈育儿）

ISBN 978-7-5359-6217-1

Ⅰ.① 9… Ⅱ.①张… Ⅲ.①优生优育－基本知识 Ⅳ.①R169.1

中国版本图书馆 CIP 数据核字（2015）第 165751 号

90Tian Qingsong Huaishang Jiankang Baobao

90 天轻松怀上健康宝宝

责任编辑：马霄行

封面设计：垠　子

责任校对：罗美玲　杨崚松　陈　静

责任印制：何小红

出版发行　广东科技出版社

　　　　　（广州市环市东路水荫路 11 号　邮政编码：510075）

http：//www.gdstp.com.cn

E-mail：gdkjyxb@gdstp.com.cn（营销中心）

E-mail：gdkjzbb@gdstp.com.cn（总编办）

经　　销：广东新华发行集团股份有限公司

印　　刷：北京恒石彩印有限公司

　　　　　（北京市大兴区西红门镇福兴路 19 号　邮政编码：100076）

规　　格：787mm×1 092mm　1/16　印张12　字数210千

版　　次：2015年10月第1版

　　　　　2015年10月第1次印刷

定　　价：39.90元

如发现因印装质量问题影响阅读，请与承印厂联系调换。

前　言

怀孕是件大事儿，也是一项技术活。无心插柳中的是幸运奖，在高兴之余，你可能会担心：怀孕前老公是个烟鬼，对宝宝有影响吗？中奖的那个月，我貌似感冒吃了药……"封山育林"提前备孕，一旦中奖，那是运气+实力的象征。

为什么备孕要提前3个月？

造人大计提上日程，医生、身边的朋友，甚至社区的大妈都会善意地提醒你，记得提前3个月备孕，这是为什么呢？从生理上说，这是精子发育的一个周期。精子的产生有一个周期，从排出到成熟需要90天。你或许会觉得时间太长，很多人对于精子的印象，应该就是指精子从生出到射精这段时间，其实不然。

精子并非直接产生就直接射精，而是要经历一个发育的阶段，用74~76天的时间发育成为蝌蚪状，这个时候从睾丸排出的精子，虽然看起来已经成形，但其实是尚未完全成熟的，还必须在通过附睾的过程中发育成熟，而这个过程还需要14~16天。因此，想要孕育健康宝宝，提前90天开始"封山育林"绝对是正确的选择。当然，提前90天，只是建议备孕时间最短的一个时间。

另一方面，90天的时间，也是细胞代谢体内有害物质的一个周期。应在任何对生殖细胞有影响的药物、有毒物质、不良物质等，在体内完全排除、消失后，也就是过近3个月的时间后再造人。例如戒烟酒3个月后才可受孕等。

孕育一个小生命，就像酝酿一场考试，如果不在考前充分准备，做习题、理解知识，最后的结果肯定不理想，即使理想，也只是偶然。考试出现了问题可以再改，但怀孕出现了一点问题都无法重来。所以，在孕前，备孕妈妈和备孕爸爸一定要做好准备，将孕育出健康、聪慧宝宝的偶然变为必然！孕前准备就是孕前90天在生活、饮食、心理、身体检查等诸多方面做调整规划，从而使备孕妈妈的卵子、备孕爸爸的精子质量尽可能达到最优，孕育出健康、聪慧的宝宝。

张小燕

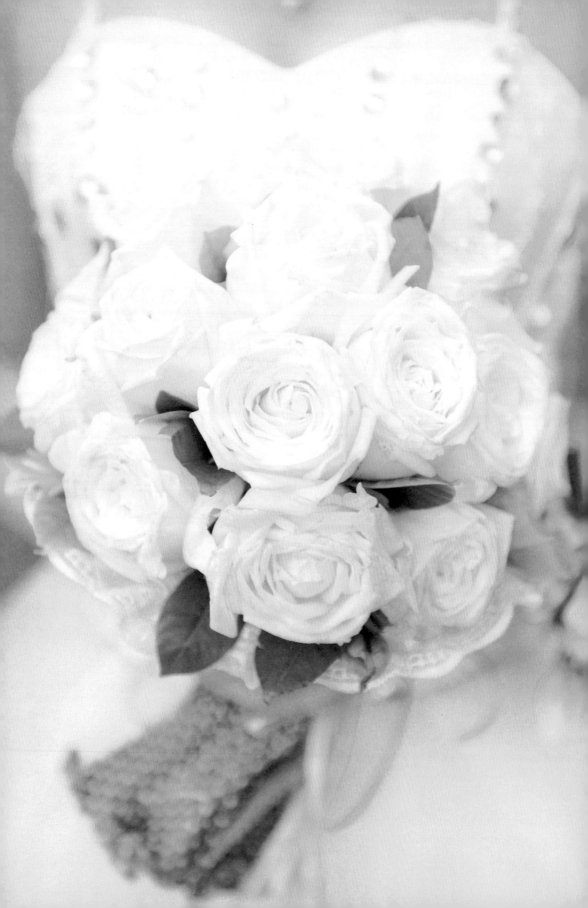

PART

01

开启90天备孕大计，
只许成功不许失败

孕育一个健康的宝宝是每个家庭的心愿，而怀孕前的准备工作至关重要，夫妻双方需要从生理、心理和物质等各方面做好准备。备孕大计第一步，就是制订一个倒计时90天的备孕计划，一起以最佳的状态迎接新生命的到来！

Chapter
1

决定了吗？你的身体不再只是你的

从现在起，你的身体不再只属于你一个人，你将经历生命中最重大、最美好的变化——备受期待的家庭新成员即将到来。做爸爸、妈妈，你们准备好了吗？希望下面的建议能够帮助你们做好怀孕准备，进入孕育生命、养育宝宝的最佳状态。

经济准备

备孕爸妈首先要考虑自己的财力。财力应该是一对夫妇决定要孩子前必须考虑的因素之一。现在的家庭一般都是夫妇双双工作，大部分夫妇都受过良好的教育或职业培训，职业竞争的压力使得他们不得不为自己在职场的位置而努力，而生育一个优质孩子必定会耗去大量的心血和财力。所以，年轻夫妇如何在职业生涯、养育孩子以及维持经济来源之间取得平衡，是一个很重要的问题。如果双方都希望坚持工作，都希望获得更多的收入用于抚育孩子，那么就必须要选择某种可靠的方法来照料孩子，并且要准备好这一笔开支；如果双方商量好，暂时牺牲一人的发展来一心一意养育孩子，那就要做好可能会有部分钱财损失的准备，并提前做好经济上的安排。

心理准备

在考虑是否要孩子时，备孕爸妈要想到：经济问题并非唯一最重要的因素，生育一个孩子会使得夫妻关系发生改变，所以需要问问自己："我会不会因为妻子在孩子身上付出了更多的时间和爱而感到被冷落？""我是否已决定放弃家中每日傍晚的宁静？""我能不能接受在我需要丈夫的时候他却必须去陪伴孩子？"

你们还应该想到，如果有了孩子，你们至少在今后10～15年的时间内要担负起养育的重任，这是你们不可推卸的责任；同时，你们还必须从头学习抚育孩子的所有知识，这也是需要花费你们一定的时间和精力的。

你们还应该想到，要不要孩子可能比要不要结婚对生活的影响更大。因为，婚姻破裂了，你们各自可以一走了之，而为人父母后，其责任却是终生的。

但是，也请你们想一想，一个人在其一生当中创造出一个生命是多么大的成就啊，通过生育孩子，你们完成了人生的情感需求，从中体验到的巨大的满足感和自豪感是任何事情都不能代替的。试着想想，当你们做了父母后，你们每天回家的脚步更有精神了、孩子长大后你们可以和孩子踢足球了、你们孤独时可以和孩子在洒满阳光的公园里漫步了……这种种幸福，有什么可以替代吗？

情感准备

备孕爸妈在情感上做好准备接受孩子的到来是非常必要的。你们可能会问：情感上还要怎么准备？难道我们会在情感上不接受我们的孩子吗？这里所说的情感准备不仅仅是指在情感上去接受孩子，更重要的是要你们去学会爱孩子。能不能使你们的孩子从出生后到长大成人都得到来自父母充分的、适当的爱？能不能使孩子健康地成长？这些才是你们需要考虑并做出回答的。

科学研究人员发现，怀孕前强烈希望有孩子的母亲分娩时就对孩子有一种挚爱的感情。随着孩子的成长，在与孩子的不断交流和心理沟通中，对孩子的爱也随之不断加深。而那些将怀孕视为意外，对此持消极态度的母亲，在孩子出生3个月时仍不能感觉到孩子的可爱，以后随着时间的推移，与孩子接触的不断增多，母爱才逐渐产生和加强。但和那些从孩子一出生就有强烈感情的母亲

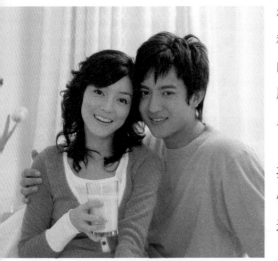

相比，其母爱的强度仍有巨大差异。这种差异产生的原因就是母亲孕前对胎儿的态度不同，这两种不同的态度不仅对胎儿的发育有影响，而且也导致了对婴儿关爱程度的不同。

备孕爸妈应该认识到，只有你们对孩子的爱既是责任也是义务时，你们才懂得如何去爱孩子，才能谈如何给孩子适当的爱，以及以何种方式给孩子爱。

知道怎样去爱孩子是一件非常不容易的事情，任何书本上的知识都不可能立即帮到你们。所以，你们必须在孩子出生前，就在情感上有充分的准备，然后再努力地去学习、实践和体验。

身体准备

♛ 告别烟酒

如果备孕爸妈吸烟或饮酒，请及早停止。大量研究显示，吸烟可能会影响女性生殖能力和男性精子数量，即使是吸二手烟也会影响受孕概率；烟草和酒精可能导致流产、早产和低体重出生儿。所以，备孕爸妈在备孕期及孕期应避免饮酒、抽烟，尤其是备孕妈妈在月经周期的最后两周不要喝酒、抽烟，以防此时已经怀孕。

♛ 拒绝咖啡因

咖啡和可乐中都含有较高成分的咖啡因，长期饮用可能会改变备孕妈妈体内雌激素、孕激素的比例，影响雌激素转变为黄体酮的水平，从而间接抑制受精卵在子宫内的着床和发育；而对备孕爸爸来说，咖啡因则可能会影响精子的数量与质量。所以，备孕爸妈最好戒掉咖啡、茶、可乐等含咖啡因的饮料。

👑 避孕药停服半年再怀孕

为了宝宝健康，建议备孕妈妈在停止服用避孕药后，改用避孕工具避孕6个月后再怀孕。因为避孕药由小剂量的雌激素和孕激素合成，会引起胎宝宝生殖器发育异常，而存留在体内的避孕药成分在停服6个月后才能完全排出体外，因此长期服用避孕药的备孕妈妈在怀孕半年前就应该停止服药。

★幸"孕"星：由于卵子发育成熟至排卵约需14天，在此期间卵子最易受药物的影响，如一些激素类药物、某些抗生素、止吐药、抗癌药、安眠药、治疗精神病药物等，都会对生殖细胞产生不同程度的不利影响。所以一般情况下，备孕妈妈应在停服药物3个月后受孕，以减少药物对宝宝的影响。但由于各种药物的药理作用不同，故不能一概而论。此外，如因患有慢性疾病而需要长期服药者，停药时需遵照医嘱。

👑 控制体重

如果备孕妈妈的体重在正常标准范围内，受孕概率就会更高些。研究显示，体重指数（BMI）低于18或高于25的女性相对来说不容易怀孕。所以在准备怀孕之前，备孕妈妈最好能够把体重指数控制在18～25之间——赶紧去测测你的体重指数吧，如果体重指数低于18就应该在备孕期间增加体重，如果体重指数高于25则应该适当减肥。

★幸"孕"星：BMI指数，英文为Body Mass Index，是用体重公斤数除以身高米数的平方得出的数字，是国际上常用的衡量人体胖瘦程度以及是否健康的一个标准。从优生学的角度来说，太胖或太瘦都不利于怀孕，所以在备孕期间要适当地调整体重，让身体做好受孕准备。

👑 制定并执行一套科学的健身计划

备孕期间，备孕妈妈要多参加体育锻炼，制定一套科学的健身计划，并严格执行。一套科学、健康的健身计划包括：一周3～5天，每天20～60分钟的有氧运动，如步行或骑车；一周2～3天的肌肉加强训练，如力量训练；一周2～3天的柔韧性练习，如日常伸展和瑜伽运动等。

但如果你平常不爱运动，则应该循序渐进地开始你的健身计划。先从一些轻松的活动开始，如每天散步10～20分钟，或者在日常生活中加大运动量，如用爬楼梯代替乘电梯，或提前一两站地下公交车，然后步行到达目的地。

♕ 调整作息时间

有些备孕爸妈由于工作或娱乐的原因，作息时间不规律，而作息时间不规律往往会打乱人体生物钟。因此，备孕爸妈应在每晚十点左右准备上床睡觉，逐渐建立正常的生物钟节律。

♕ 养成良好的饮食习惯

不同的食物中所含的营养成分不同，备孕爸妈应尽量吃得杂一些，不要偏食，养成好的饮食习惯，确保备孕期营养。在选择食物时，可首选富含优质蛋白质的豆类、蛋类、瘦肉以及鱼等。其次是含碘食物，如紫菜、海蜇等；含锌、铜食物，如鸡肉、牛肉、羊肉等；以及有助于帮助补铁的食物，如芝麻、芹菜等。再次，足量的维生素也是必需的，如新鲜的瓜果和蔬菜就是天然维生素的来源。还要特别补充叶酸，备孕妈妈要在孕前3个月甚至半年前就开始补充，使其维持在适当水平，以确保胎宝宝早期的叶酸营养环境。

★幸"孕"星：如果你发现自己有以下症状，则表示身体可能正缺乏某种营养：头发干燥、变细、易断，可能缺乏蛋白质、必需脂肪酸、微量元素锌；夜晚视力下降，可能缺乏维生素A；牙龈出血，可能缺乏维生素C；经常便秘，可能缺乏膳食纤维；下蹲后起来头晕，可能是缺铁。如有以上问题，建议备孕爸妈去医院确诊，然后根据医嘱补充营养。

♕ 远离不安全环境

有一些工作环境对备孕妈妈有一定危险。如果你的工作需要经常接触到化学品和放射性物质，你最好能离开这个环境；生活中使用的清洁剂、杀虫剂等也可能对胎宝宝发育有害。如果你对自己的生活和工作环境的安全性不太确定，一定要咨询医生。

Chapter
2

老老实实做好孕前检查，
怀孕才能更踏实

想要生一个健康的宝宝，孕前检查非常重要。孕前检查主要是针对生殖系统和遗传因素所做的检查。孕前检查最好在怀孕前3~6个月进行。备孕爸妈都要进行一次孕前检查，这样才可以了解自己身体的血液、尿液、肝功能、染色体等情况，及早发现问题并及早治疗，保证正常受孕、优生优育。

♕ 全身体格检查

对备孕爸妈进行全身检查及生育能力评估，包括测量血压、体重、身高，检查精神、语言、行为、智力有无异常，以及检查第二性征发育状况等。

♕ 血常规（血型）检查：主要检查血液中铁、锌等微量元素含量，血小板数值等

这项检查的目的是及早发现贫血、凝血功能障碍等血液系统疾病。

如果备孕妈妈贫血，不仅有可能使子宫缺氧缺血，导致胎宝宝生长受限，并发早产、死胎，增加低体重儿出生机会等，还可能出现产后出血、产褥感染等并发症，殃及宝宝，给宝宝带来一系列影响，例如易感染、抵抗力下降、生长发育迟缓等。此外，孕妈妈生产时或多或少会出血，所以正常的凝血功能十分重要。

对于备孕爸爸来说，通过静脉抽血，可进行病毒感染、白血病、急性细菌

感染、组织坏死、败血症、营养不良、贫血等疾病的筛查，还可以了解血液中葡萄糖的含量，以确定是否患有糖尿病等。

★幸"孕"星：必要时，备孕爸妈还要进行ABO溶血滴度的检查。如果备孕妈妈血型为O型，备孕爸爸为A型或B型，或者备孕妈妈有不明原因的流产史，则一定要进行ABO溶血滴度的检查，避免发生新生儿溶血症。溶血症危害大，严重者可导致胎宝宝发生脑瘫、弱智、运动功能障碍、手足搐动、听力及视力障碍等。检测时间在孕前3个月。

♛ 尿常规检查：对泌尿系统以及肾功能进行检查，有助于肾脏疾患的早期诊断

十个月的孕期对于妈妈的肾脏系统是一个巨大的考验，身体的代谢增加，会使肾脏的负担加重。如果肾脏存在疾患，易发生胎死宫内，加大怀孕风险；并且，在近期或者分娩后可能发生尿毒症等疾病，后果非常严重。

对于备孕爸爸来说，通过检查尿液，对泌尿系统以及肾功能进行检查，可了解泌尿系统是否有感染，是否有糖尿病，肾脏是否有受损，是否有急慢性肾炎、尿毒症等疾病。

♛ "优生四项"：检查是否有巨细胞病毒、风疹病毒、单纯疱疹病毒和弓形虫感染

"优生四项"检查可以避免造成流产、胎宝宝畸形等严重后果。备孕妈妈一旦感染上风疹病毒，特别是妊娠头三个月，会引起流产和胎宝宝畸形；感染巨细胞病毒和单纯疱疹病毒，可能引起胎宝宝弱智、视听和语言障碍。

♛ 肝功能检查：诊断各型肝炎、肝脏损伤等

如果备孕妈妈是病毒性肝炎患者，怀孕后会造成胎宝宝早产等后果，甚至可能导致新生儿死亡；肝炎病毒还可直接传播给宝宝。

👑 染色体检测：检查遗传性疾病

如果备孕爸妈染色体异常，会导致畸形儿或流产的发生。染色体检测可及早发现克兰费尔特综合征（先天性睾丸发育不全）、特纳综合征（先天性卵巢发育不全）等遗传疾病。有遗传病家族史的备孕爸妈以及重复流产的备孕妈妈必须做此项检查。

👑 胸部透视：对结核病等肺部疾病进行检查

若患有结核病的备孕妈妈怀孕，会使治疗用药受到限制、治疗受到影响；而且，活动性的结核病常会因为产后的劳累而加重，并有传染给宝宝的危险。

👑 生殖系统检查：检查是否有性传播疾病

对备孕妈妈的阴道分泌物进行检查，通过白带常规筛查可查出是否有滴虫、霉菌、支原体、衣原体感染和阴道炎症，以及淋病、梅毒等性传播疾病。如患有性传播疾病，最好先彻底治疗，然后再怀孕，否则会有流产、早产等危险。

👑 内分泌检查：对女性的月经不调等疾病进行诊断，了解男性体内性激素水平

女性内分泌检查包括尿促卵泡素、黄体生成素等项目的检查。例如患卵巢肿瘤的备孕妈妈，即使肿瘤为良性，怀孕后也常常会因为子宫的增大而影响对肿瘤的观察，甚至因卵巢肿瘤扭转破裂导致流产、早产等危险需急诊手术。

👑 精液分析

检查备孕爸爸精液的量、颜色、黏稠度、pH值及精子的密度、活动率、形态等，预知精子是否有活力及是否存在少精、弱精问题，可了解精液的受孕能力。

👑 健康检查时间给您提个醒

备孕妈妈各项孕前检查时间

1.全身体格检查。检查时间在孕前任何时间。

2.血常规（血型）。静脉抽血，检查时间在孕前2～3个月。

3.尿常规。检查时间在孕前3个月。

4."优生四项"。静脉抽血，检查时间在孕前3个月。

5.肝功能。静脉抽血，检查时间在孕前3个月。

6.染色体。静脉抽血，检查时间在孕前3个月。

7.胸部透视。检查时间在孕前3个月。

8.生殖系统。检查时间在孕前任何时间。

9.妇科内分泌全套。检查时间在孕前任何时间。

备孕爸爸各项孕前检查时间

1.全身体格检查。检查时间在孕前任何时间。

2.血常规、血糖和血脂。静脉抽血，检查时间在孕前2～3个月。

3.尿常规。检查时间在孕前3个月。

4."优生四项"。静脉抽血，检查时间在孕前3个月。

5.肝功能和乙肝表面抗原。静脉抽血，检查时间在孕前3个月。

6.染色体。静脉抽血，检查时间在孕前3个月。

7.胸部透视。检查时间在孕前3个月。

8.泌尿生殖系统。检查时间在孕前任何时间。

9.内分泌。检查时间在孕前任何时间。

10.精液分析。检查时间在孕前任何时间。

Chapter

3

谨慎对待遗传病，防治不能马虎

　　备孕爸妈身上的有些疾病是会遗传的，这些疾病可通过基因从父母传递至婴儿。如果某种疾病在家族中遗传，某些家族成员就会受到影响，而另外一些成员则可能没有症状而成为携带者，他们可以将这种疾病遗传给下一代。如果备孕爸妈觉得家族中有可能带有某种严重的遗传疾病，建议与医生见面以找到可能的遗传疾病模式。遗传性疾病的预防需从确定配偶前做起，通过婚前咨询、婚前检查来避免，如果结婚后才发现配偶有遗传性疾病，则结婚后要么不生育，要么在医生指导下进行选择性生育。

遗传病可分为三类

　　1.染色体病或染色体综合征。遗传物质的改变在染色体水平上可见，表现为数目或结构上的改变。由于染色体病累及的基因数目较多，故症状通常很严重，是累及多器官、多系统的畸变和功能改变。

　　2.单基因病。目前已经发现的单基因病，主要是由单个基因的突变导致的疾病，分别由显性基因和隐性基因突变所致。所谓显性基因是指等位基因中（一对染色体上相同位置上的基因）只要其中之一发生了突变即可导致疾病的基因。隐性基因是指只有当一对等位基因同时发生了突变才能致病的基因。

　　3.多基因病。这类疾病涉及多个基因，与单基因病不同的是这些基因没有显性和隐性的关系，每个基因只有微效累加的作用，因此同样的病不同的人由于可能涉及的致病基因数目不同，其病情严重程度、复发风险均可有明显的不同，如唇裂就有轻有重，有些人同时还伴有腭裂。值得注意的是多基因病除与遗传有关外，环境因素影响也相当大，故又称多因子病。很多常见病如哮喘、唇裂、精神分裂症、高血压、先天性心脏病（先心病）、癫痫等均为多基因病。

预防遗传病的发生

对于大量无法根治的遗传病，应当采取积极措施预防，重点是预防遗传病的发生。而遗传病的预防，主要通过人为的方法降低或杜绝遗传病的发生和传播。不管是夫妇双方有不良遗传基因，还是夫妇一方有不利于生育的情况，或有习惯性流产史，在准备怀孕前都要警惕，备孕爸妈双方一定要做详细的体检及遗传咨询，采取预防措施，检出致病基因的携带者，从而避免或减少遗传病儿的出生。

1. 择偶是关键。遗传性疾病是对人类健康和生命危害最广泛、最严重的疾病，由于这类疾病早在胚胎期间乃至精子和卵子结合的时候就埋下了病根，所以准备择偶成婚的青年男女，在择偶时一定不能忽视对方的健康情况。

2. 避免近亲结婚。中国自古就有"亲上加亲"的说法，但是这样做只会增加遗传病的发病率。近亲婚配所生的子女智力比非近亲子女差得很多，而且遗传病的发病率很高。

3. 尽量不做高龄孕妇。如果准妈妈怀孕时已35岁以上，一定要做好孕前检查、孕期保健，以防止有先天性疾病宝宝的出现。

4. 做好日常保健。要预防遗传病儿的发生，除了要进行孕前检查、避免遗传性病儿的出生外，还要注意生育保健，做好孕前、孕期保健；备孕爸妈备孕期间要远离工业污染、生活污染严重的环境，还要尽量避免接触致畸、致突变的有害因素。

5. 做好遗传咨询和产前诊断。有不良孕育史或有不利于生育情况的夫妇、高龄孕妇，夫妻一方是染色体畸变的携带者，有遗传病家族史、生育畸形儿史、多次流产史、接触放射性元素史的夫妇，在决定怀孕前一定要做好遗传咨询和产前诊断，从根本上阻断胎宝宝先天性疾病的发生。

★幸"孕"星：听从医生的建议，必要时孕妈妈须进行羊水检查。备孕爸妈应与医生做详细探讨，并于怀孕15～18周（约4个月）时施行羊膜腔穿刺术，以确定胎宝宝是否会发生遗传疾病。一旦查出胎宝宝有先天性遗传病，出生后无法存活或矫治者，应立即施行人工流产，终止妊娠。

备孕妈妈常见遗传病及其孕前防治

♛ 高血压（遗传危险度：高☆☆☆☆☆）

目前多数学者认为，高血压属于多基因遗传性疾病。通过高血压患者家系调查发现，父母均患有高血压者，其子女今后患高血压的概率高达45%；父母一方患高血压者，子女患高血压的概率是28%；而双亲血压正常者，其子女患高血压的概率仅为3%。

孕前防治：患有高血压的备孕妈妈，在准备怀孕之前，首先需请心血管专家进行全面检查，以决定能否妊娠。妊娠前高血压的状况，心、肾是否受到影响，眼底有无异常，对妊娠能否成功很重要。

其次，备孕妈妈要坚持监测血压，饮食上限盐补钾。把每日摄入食盐的量控制在5克内，同时多吃富含钾的水果、蔬菜（如香蕉、核桃仁、莲子、芫荽、苋菜、菠菜等），防止超重和肥胖，戒烟限酒。

再次，备孕妈妈要在妇产科和心内科医生共同指导下使用降压药，选用药物应不影响心脏排血量、肾血流量及子宫－胎盘灌注量。

★幸"孕"星：患高血压的妈妈怀孕后，一定要做好孕期保健工作，积极进行产前检查。要做到，妊娠早期测量1次血压，作为孕期的基础血压，以后定期测量血压；尤其是在妊娠36周以后，应每周观察血压及体重的变化、有无蛋白尿及头晕等自觉症状；定期监测血液、胎宝宝发育状况和胎盘功能。

👑 哮喘（遗传危险度：高☆☆☆☆☆）

目前多数学者认为，哮喘发病的遗传因素大于环境因素。如果父母都有哮喘，其子女患哮喘的概率可高达60%；如果父母中有一人患有哮喘，子女患哮喘的可能性为20%；如果父母都没有哮喘，子女患哮喘的可能性只有6%左右。此外，如果家庭成员及其亲属患有过敏性疾病如过敏性鼻炎、皮肤过敏或食物、药物过敏等，也会增加后代患哮喘的可能性。

孕前防治：首先，哮喘患者备孕前最好先咨询医生，并在医生指导下健康怀孕。多数哮喘患者都能比较顺利地度过怀孕期及分娩期，一般孕期哮喘发作并不影响妊娠的进展，对胎宝宝影响也不大，但为了确保孕期安全，患有哮喘的备孕妈妈必须积极妥善地采取措施防治哮喘的发作。

其次，有哮喘家族史的备孕妈妈应避免各种引发哮喘的环境因素，例如花粉、灰尘、煤烟味、香料和宠物等，禁止吸烟和避免被动吸烟，避免精神紧张，防止呼吸道感染。

再次，备孕妈妈平时要做好居室、生活和工作环境的清洁卫生，每周用60℃的水洗涤床上用品，室内湿度保持低于50%，在使用吸尘器吸尘时应戴上口罩，积极预防潜在性疾病。

★幸"孕"星：患哮喘的备孕妈妈需维持和调整哮喘治疗方案，要在医师指导下用药。对于一些长期吸入糖皮质激素的哮喘患者不应突然停药，因为至今尚未发现吸入糖皮质激素对准妈妈和胎宝宝有特殊影响；轻、中度哮喘患者在已知怀孕或准备怀孕时，可改用色甘酸钠，该药无致畸作用，对准妈妈也无不良影响，是妊娠性哮喘首选的预防药品。

👑 抑郁症（遗传危险度：高☆☆☆☆☆）

许多研究都发现抑郁症的发生与遗传因素有较密切的关系，抑郁症患者的亲属患抑郁症的概率远高于一般人，为10～30倍，而且血缘关系越近，患病概率越高。

孕前防治：首先，抑郁症患者在治疗期间不主张怀孕，因为任何一种抗抑郁药都会很快通过胎盘，可能对胎宝宝产生影响。

其次，抑郁症患者经过治疗，最好在停药半年或者更长时间以后，再要孩子。此时，备孕妈妈一定要在心理上做好准备，调节好自己的心情，注意补充各种营养，确保有一个充分的孕前准备阶段。

再次，备孕妈妈为了平安度过孕期，最好考虑请心理医生进行全程陪护和辅导。

★幸"孕"星：抑郁症患者经治疗后备孕也要特别慎重。因为有抑郁倾向的准妈妈常常会食欲下降、体重减轻、失眠，这些都会影响胎宝宝；既往有抑郁症病史的备孕妈妈，若在停药后就怀孕也会增加产生抑郁的风险，尤其是在孕期的头三个月，严重抑郁症的准妈妈还可能会有自残自杀行为。

👑 肥胖症（遗传危险度：高☆☆☆☆☆）

研究发现，父母的体重也有可能会通过精子、卵子或是子宫环境影响到婴儿的体重，虽然这种影响并不会改变基因本身，但是会通过改变基因表达方式来起作用。如果爸爸妈妈中有一方患肥胖症，孩子超重的可能性是40%；如果爸爸妈妈双方都有肥胖症，那么孩子超重的可能性就会提高到70%。所以，肥胖也会遗传。

孕前防治：患有肥胖症的备孕妈妈，首先孕前要做好饮食控制，注意保持良好的饮食习惯，避免摄入过多营养而导致体重大幅增长。

其次，肥胖妈妈备孕期间要保持适度运动，避免体重过度增加，因为体重过度增加可能导致妊娠期糖尿病。发生了妊娠糖尿病如果没有及时治疗，对孕妇和胎宝宝的健康都是极为不利的。

★幸"孕"星：饮食对于婴儿的体重也有很重要的影响，比起母乳喂养的婴儿，用配方奶粉喂养的婴儿体重增加得更快，这不仅是因为母乳与配方奶粉的营养成分不同，而且还因为在用奶瓶给宝宝喂奶时，很难控制婴儿的食量。所以，建议妈妈坚持母乳喂养。

👑 糖尿病（遗传危险度：中高☆☆☆☆）

糖尿病具有明显遗传易感性（尤其是临床上最常见的2型糖尿病）。研究发现，有糖尿病阳性家族史的人群，其糖尿病患病率显著高于家族史阴性人群。如果父母都是糖尿病患者，其子女患糖尿病的机会是普通人的15～20倍，研究表明，有20%～40%的子女是从母亲那儿遗传患上此病的。

孕前防治：患有糖尿病的备孕妈妈首先要调整好心态。很多患糖尿病的准妈妈最担心的问题是是否会把糖尿病遗传给宝宝，宝宝是否会出现畸形或某些并发症，所以心理压力一般都很大。其实，相对于糖尿病遗传给孩子的担心，备孕妈妈不良的精神和情绪状态，对胎宝宝的活力、营养及生长发育更会产生直接的不良影响。所以，备孕妈妈保持愉悦舒畅的心情，对宝宝健康来说更加重要。

其次，孕前要做好血糖监测。备孕妈妈需要在医生指导下进行一天多次的血糖监测，必须在孕前控制好血糖，并且在血脂、血压等相关指标都达标的情况下再怀孕；与此同时，备孕妈妈还要针对并发症加以其他相应的治疗，如减少尿蛋白等，把遗传病对受孕的不利因素减少到最小。

再次，备孕妈妈在饮食方面要做到粮食、肉蛋奶、蔬菜、水果合理搭配，注意摄入量与消耗量的平衡，把身体调整到最佳状态。

最后，备孕妈妈还不要忘了按时适量补充叶酸，这也为宝宝的健康增加了重要的砝码。

★幸"孕"星：多数医生建议，备孕妈妈至少在糖尿病得到良好控制2～3个月之后才能妊娠，这样可使流产等危险降至最小。

👑 高度近视（遗传危险度：中☆☆☆）

近视有两种类型，一种是单纯近视，另一种是高度近视，它们的发生与遗传因素有一定的关系。

单纯近视又称普通近视，指600度以下的低中度近视，极为常见，可从儿童期发病。主要症状为远视力减退，近视力仍正常。其发生与遗传因素和环境因素均有关系，一般认为系多基因遗传。

高度近视又称进行性近视，指需配戴600度以上近视眼镜的近视，同时可伴有眼底明显变性。随着年龄的增长，患者的近视度数也会进行性加深，而且戴眼镜后也难以使视力矫正到正常水平，甚至可能发生严重视力障碍。夫妇双方如均为高度近视，其子女通常会发病。如双亲中一方为高度近视，另一方正常，其子女10%～15%发病；如一方为高度近视，另一方为近视基因携带者，其子女高度近视发生率约为50%；如双方均为近视基因携带者，但视力正常，则子女高度近视的发生率是25%。

孕前防治：首先，高度近视患者在寻找恋爱对象时应避免同病相"恋"，以确保下一代的健康。

其次，如果备孕爸妈都是高度近视，那么备孕妈妈必须要有心理准备，因为高度近视是没什么办法缓解的，矫正也困难。备孕妈妈能做的就是，备孕期间注意营养均衡，多补充各种维生素，以帮助胚胎早期发育。

再次，备孕妈妈如果成功怀孕，必须从妊娠早期开始就保护好胎宝宝。怀孕的前三个月是从受精卵到胚胎再发育成胎儿的重要时期，胎宝宝所有主要器官的雏形均可在12周内形成，这个时期准妈妈要多补充富含维生素A、维生素C等的食物，它们对于胎宝宝早期的细胞生长、眼睛发育起着重要的作用。

★幸"孕"星：如果宝宝不幸成为高度近视基因的携带者，宝宝妈妈仍然要在宝宝成长过程中好好加以引导，让孩子注意用眼卫生，养成好的用眼习惯，控制近视度数的增长。在孩子4岁左右，要及时带孩子到当地专业的眼科医院进行详细的眼科检查。

患有哪些遗传病的夫妇不宜要孩子

夫妇双方或其中一方是严重的显性遗传病患者，或双方都患同一种严重的隐性遗传病，或双方都患有较严重的多基因遗传病，则不宜生育孩子。因为这种情况下，孕育具有遗传病孩子的概率非常大，所以一定要相信科学，选择不生育。

1.患显性遗传病者，应避免与同种遗传病患者婚配或结婚但不生育孩子。如患软骨发育不全、结节性硬化症等严重畸形和智力障碍者，应先做绝育手术，然后再结婚；若本人患有一般性遗传疾病，如原发性高血压、动脉粥样硬化、糖尿病、先天性心脏病、重症肌无力、脊柱裂、唇裂、先天性髋关节脱位、先天性哮喘、先天性聋哑和高度近视等，应避免与患同种遗传性疾病的人恋爱，防止同种遗传病患者相互婚配。

2.夫妇中的一方为某种严重的显性遗传病患者时，最好不要孩子。这一类遗传病有视网膜细胞瘤、强直性肌营养不良（表现为全身肌肉萎缩，以面、肩、上肢比较明显，同时伴有白内障与毛发脱落）、遗传性痉挛性共济失调（表现为步态不稳、言语障碍、视神经萎缩、眼球震颤等）、软骨发育不全（表现为侏儒症、四肢短小、面部畸形）等。这些疾病的共同特点是可造成机体严重障碍与明显畸形，不能正常地学习、工作和生活，并且会直接遗传。父母一方有病，子女大约有半数会发病，所以不宜生育。

3.夫妇双方都患有同一种严重的隐性遗传病时，最好不要孩子。男女双方中如果一方是隐性遗传病人，则所生子女一般只带致病基因，并不患病；但如果双方都患有同种隐性遗传病，所生子女就会有很高的发病机会，甚至可能全部发病。如肝豆状核变性，它是一种铜代谢障碍的遗传病，发病后有震颤、肌张力增强、智力减退等神经症状以及黄疸、腹水、肝脾肿大等肝病症状，这种病非常难治，所以有此隐性遗传基因的父母最好避免生育。

隐性遗传病的种类很多，比如白化病（俗称"阴天乐"）、全色盲（表现为从小怕光、视力明显减退，完全丧失辨色能力）、小头畸形（表现为小头面部畸形、智力低下）、青光眼、镰状细胞贫血等等。这类遗传病的遗传有几个规律：一是患者在家族中的出现经常是散发的，在世代之间没有连续性；二是患者的双亲一般外表是正常的，不发病，但他们是这种致病基因的携带者；三是发病率与性别没有关系；四是近亲婚配生育的子女，发病率明显提高。

4.夫妇双方患有较严重的多基因遗传病时，最好不要孩子。如父母患有精神分裂症、狂躁抑郁精神病、原发性癫痫、先天性心脏病、唇腭裂、某些遗传性强的癌症等，其子女发生疾病的机会较高，所以最好不要生育。

Chapter
4

想怀孕，这些疾病一定要调理好

现代社会里，备孕妈妈大多还在职场打拼，由于工作节奏快等原因往往容易忽视身体亮起的红灯，对慢性疾病的调理不太重视。一旦怀孕，由于胎宝宝生长发育的需要，母体内会发生一系列适应性的生理变化，这会加重母体各系统的负担，从而加重原有的疾病，甚至影响到胎宝宝的健康。所以，患有疾病的备孕妈妈，就需要考虑身体是否能够承受妊娠的负担，最好等疾病痊愈后一段时间再怀孕。备孕妈妈只有调理好自身的身体，才能为胎宝宝营造一个健康良好的生长环境。

贫血

贫血是妊娠常见的并发症，部分为原有的贫血情况因妊娠而加重，部分为妊娠后发生。贫血对母婴都会造成影响，轻度贫血对母婴影响较小，重度贫血可增加母体妊娠期并发症如妊娠高血压综合征、感染，甚至贫血性心力衰竭；而贫血对胎宝宝影响则较大，可造成早产、胎宝宝发育不良、胎宝宝宫内窘迫等发病率增加。因此，备孕妈妈在怀孕前如有贫血，应在孕前进行咨询，并查清贫血的原因和程度，做出评估和处理，注意补充营养和铁剂。

★幸"孕"星：缺铁性贫血是较常见的贫血类型。符合缺铁性贫血诊断时，除了应该积极祛除病因外，应注意营养，宜多摄取含铁质丰富的食物，如动物肝脏、瘦肉、鱼、胡萝卜等，还应该在医生指导下补充铁剂。

补钙及维生素C，也有助于铁的吸收。此外，专家还提醒，贫血的备孕妈妈在口服铁剂两周后血红蛋白上升开始明显，一个月后贫血可逐渐好转，此后仍需服用2～3个月甚至更长时间，以补充体内铁储量。口服铁剂忌饮茶，而且不宜与牛奶同服。

子宫肌瘤

近年来子宫肌瘤的发病有年轻化趋势，这与激素水平改变、工作压力过大有关。一些女性怀孕前忽略了孕前体检，会给孕期带来隐患，如患有子宫肌瘤，处理不当就很可能引起早产或流产。至于肌瘤是否会影响怀孕，主要取决于两个方面，一是直径大小，二是生长位置。一般而言，直径在5厘米以内的子宫肌瘤可以通过保守治疗的方法处理，但如果直径超过5厘米，那必须进行手术。肌瘤生长的位置也很关键，如果肌瘤占据了宫腔位置，后果就比较严重，会影响到胎宝宝的生长发育。

★幸"孕"星：怀孕后由于体内激素的变化，子宫肌瘤很有可能会突然增大，并可能发生红色变性。尽管这是一种良性病变，但会引起肚子痛、发烧等临床症状，对孕妇治疗时也会比较棘手。因此，子宫肌瘤患者怀孕前一定要到医院复诊，听取医生意见，以免引发意外。

痔疮

人们常说"十人九痔"，这充分表明了痔疮这种疾病的普遍性。痔疮通常是由于习惯性便秘、妊娠、前列腺增生及盆腔内有巨大肿瘤等，使直肠静脉血液回流发生障碍而形成的。

女性由于妊娠，机体分泌的激素易使血管壁的平滑肌松弛，增大的子宫会压迫腹腔的血管，造成怀孕的妇女原有的痔疮严重或出现新的痔疮。因此，原来有痔疮的女性，在怀孕前应积极治疗痔疮。

★幸"孕"星：根据痔疮的不同类型，可选用不同的治疗方法。如内痔，可根据病情选择注射疗法、物理疗法或者手术疗法；而对于外痔，无须特殊的治疗，只要保持肛门清洁，避免局部刺激即可。

肝炎

女性患上肝炎后，肝脏负担加重，身体抵抗力下降。怀孕后肝炎对孕产妇、胎宝宝、新生儿的危害很大，主要表现有以下一些：

1.早期发病常加重妊娠反应，如恶心呕吐剧烈；怀孕晚期，妊娠高血压综合征发生率增加，出现血压升高、蛋白尿、浮肿等。

2.分娩期由于肝脏受损，肝脏合成凝血因子功能障碍，容易发生产后出血。

3.怀孕晚期可使原有肝炎病情加重，造成危重肝炎的发病率增加，肝功能不容易恢复而发展为慢性肝炎。

4.乙肝病毒可通过胎盘传给婴儿，导致胎宝宝畸形、流产、早产、死胎、死产和新生儿死亡率增加。

★幸"孕"星：女性在怀孕后，母体和胎宝宝的代谢、解毒都要由肝脏来承担，加之孕期营养物质的消耗增多、体内雌激素水平增高，这些因素都会使肝脏的负担加大，使原来的病情恶化。而且孕妇患有的肝炎，是可能传染给胎宝宝的。因此，有肝炎的女性千万不能在肝炎的传染期怀孕，在怀孕前要确定病情已经被控制得很稳定，最好在病愈后至少半年再怀孕。在孕前，要遵医嘱接种肝炎疫苗，阻断传染给胎宝宝的可能。

糖尿病

糖尿病是遗传性较强的疾病。如果备孕妈妈的糖尿病不能得到控制，则发生胎儿畸形、流产和分娩时的危险会显著增高。所以，糖尿病患者在孕前应继续控制饮食，否则随意进食不调控，会使血糖升高或变得不稳定，对母亲和胎宝宝都不利。在孕期，可停用所有口服降糖药物，改用胰岛素注射，并经常监测血糖，根据血糖调整剂量，从而使血糖稳定在正常范围内。

★幸"孕"星：即使备孕妈妈在妊娠前没有表现出糖尿病特有的病症，但有的女性实际上在出生时就已携带了糖尿病的发病基因，而在各种诱因下发病基因就会表现出病症，妊娠就是诱因之一。因此，妊娠前备孕妈妈必须了解一下直系亲属中有没有糖尿病患者。有糖尿病家族史的女性在妊娠前，应该到内科进行相关检查，根据检查结果来确定是否可以妊娠，不宜妊娠却怀孕了的女性，应尽早终止妊娠。

心脏病

患有心脏病的孕妈妈约占所有孕妇的1%，主要患的是风湿性心脏病（后天性心脏病）和先天性心脏病，两者比例大致相同。怀孕后，一系列的生理变化往往会造成心脏额外的负担，另外，生产过程中的阵痛、用力、体能消耗等，都会增加心脏负荷，如果心脏原来就不好，此时往往会出现心脏超出负荷的现象，可能会危及孕妈妈和胎宝宝的生命。

如果备孕妈妈是一名心脏病患者，就要积极配合医生了解目前所患疾病的现状：属于哪种心脏病？其病变程度如何？目前治疗情形与自身状况如何？是否存在恶化的危险因素？目前心脏功能属于第几级？适不适合怀孕？怀孕后可能会出现哪些危险状况？应该采取哪些步骤以减低危害？也就是说，在孕前就已诊断为患有心脏病的备孕妈妈，要进行一次较全面的客观检查，并经医生确认可以怀孕再做准备。

★幸"孕"星：患有心脏病的备孕妈妈最好多休息，建议每晚至少睡10个小时，每餐饭后躺下休息半小时；可以做轻松家务和散步，不可做重体力活或剧烈运动；在饮食上注意避免高热量、高盐食物，重视铁和钙的吸收，避免贫血。

慢性肾炎

慢性肾炎临床表现有蛋白尿、水肿、高血压，慢性肾炎病程较长。怀孕后，肾脏负担加重，上述症状容易出现，患者常常会觉得精神萎靡、四肢乏力、头晕和视力障碍等，重者可出现慢性肾功能衰竭和尿毒症。由于妊娠增加了肾脏负担，且容易并发妊娠高血压综合征，所以往往会加重肾脏损害。

肾炎病变的程度不同，对胎宝宝的发育亦有不同的影响。慢性肾炎伴有血压增高者，往往伴有胎盘功能减退，胎宝宝血液供应不足，可导致胎宝宝宫内发育迟缓、死胎、围产死亡率高。严重肾炎孕妇，其胎宝宝死亡率可达50%。

患有慢性肾脏疾病的女性，怀孕后不仅可能患上妊娠高血压综合征，导致胎宝宝发育迟缓，严重的还会引起流产、早产等，有的孕妇还有可能患上肾功能衰竭和尿毒症。所以，肾脏病患者怀孕要慎重，要在医生严密监测下妊娠。如果肾功能已基本正常，且经过了一段时间的稳定期，可以怀孕。但孕期要加强保健，精心监护。

★幸"孕"星：当肾炎孕妇发生妊娠高血压综合征时，容易并发子痫前期和子痫，此时血压上升很高并伴有头痛、眼花、恶心、呕吐，甚至抽搐等，子痫对孕妇和胎宝宝的生命威胁很大，此时除积极医治外，常常要终止妊娠，以减轻心肾负担。

甲状腺功能异常

如果备孕妈妈甲状腺功能异常，甲状腺激素分泌就会过多或过少，从而增加或降低神经与肌肉的兴奋度，可能引发流产、早产或死胎，甚至可能合并子痫前期与充血性心力衰竭。甲状腺功能异常的女性并非不能怀孕，只要病情没有引起心脏病、高血压病等严重并发症，就可以在医生的治疗和指导下进行妊娠。

怀孕期间要密切注意发生流产的可能性，预防出现合并子痫前期与充血性心力衰竭，并定期接受指导以追踪甲状腺功能的变化，供评估胎宝宝甲状腺功能时参考。

★幸"孕"星：备孕妈妈对甲状腺功能异常进行治疗时，一定要考虑药物对胎宝宝的影响，务必慎重用药。有损胎宝宝甲状腺功能的药物切记禁用：放射性碘 131，可使胎宝宝甲状腺功能低下，也有引起甲状腺癌的可能；硫氧嘧啶，可引起胎宝宝先天性甲状腺肿等。

性病

备孕妈妈如果得了性病后怀孕，将对胎宝宝带来很大危害。比如，衣原体进入备孕妈妈宫腔后，可引起绒毛膜炎，诱发胎膜早破，导致早产，还会引起新生儿眼结膜炎、肺炎等。再如，单纯疱疹如果在孕期发作，将会给胎宝宝

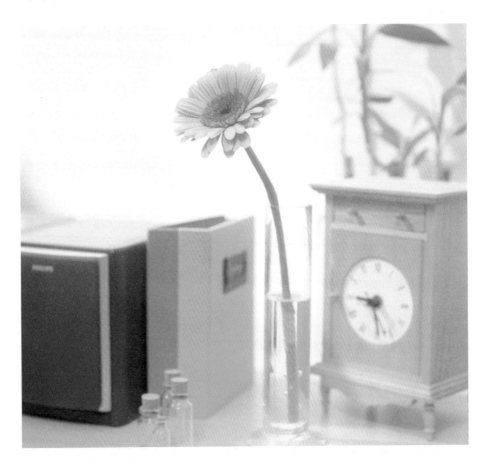

造成致命性的灾难，如感染发生在妊娠早期可引起胎宝宝小头畸形、小眼、失明、脑钙化、发育迟缓，重者流产，轻者可早产；如感染发生在妊娠晚期，则可导致新生儿疱疹，出现结膜炎、角膜炎、黄疸、发绀、呼吸困难，严重者可因循环衰竭而死亡。

1.备孕妈妈衣原体感染怎么办？备孕妈妈感染上衣原体后，会有阴道排液增多、排尿有烧灼感症状。可以通过阴道分泌物或尿培养来诊断。衣原体感染可引起早产、新生儿感染、新生儿肺炎以及新生儿眼部感染等。可以使用抗生素治疗，在新生儿出生后点眼药预防眼部感染。

2.备孕妈妈感染细菌性阴道病怎么办？备孕妈妈感染上细菌性阴道病后，阴道有排液增多现象，并且有瘙痒感。可以通过阴道分泌物培养来检测诊断。细菌性阴道病可引起早产或胎膜早破。可以局部用药治疗。

3.备孕妈妈感染真菌怎么办？备孕妈妈感染上真菌后，外阴有瘙痒感。可以通过阴道分泌物培养来检测诊断。真菌感染对胎宝宝影响较小。可以局部用药治疗。

4.备孕妈妈患生殖器疱疹怎么办？备孕妈妈患上生殖器疱疹后，会有疼痛感。可以通过阴道及宫颈分泌物培养，以及查血来诊断。疱疹病毒可在宫内感染胎宝宝，或在分娩时感染胎宝宝。生殖器疱疹可以用药物治疗，如果有皮肤损伤，可以采取剖腹产。

5.备孕妈妈感染淋病怎么办？备孕妈妈感染上淋病后，阴道有排脓液增多现象，并且排尿有烧灼感。可以通过阴道分泌物或尿培养来诊断。它可引起新生儿眼部感染，其表现为眼睑红肿，结膜内大量的脓性分泌物自眼睑裂流出，偶尔可在短期内并发角膜穿孔、失明。如果新生儿有眼部感染，可以使用抗生素治疗。在新生儿出生后须点眼药预防感染。

6.备孕妈妈感染梅毒怎么办？备孕妈妈感染上梅毒后，开始时阴唇溃烂，随后起疹子。可以通过血液检查或显微镜检查来诊断。该病可导致新生儿出生时脑、皮肤受感染，感染后可以使用抗生素治疗。

7.备孕妈妈感染艾滋病病毒怎么办？备孕妈妈感染上艾滋病病毒后，往往直至发病时还没有明显症状。可以血液检测进行诊断。艾滋病病毒可在宫内感染胎宝宝，或在分娩时感染胎宝宝。分娩前或分娩时可以用相关治疗阻断胎盘传播和新生儿传播。

★幸"孕"星：女性孕前感染性病，未治愈就怀孕对母婴危害较大，不仅可导致胎宝宝发育迟缓，而且也会导致性病垂直传染给宝宝。所以，备孕妈妈孕前感染了性病要进行积极治疗，等到治愈后症状全部消失并在治疗后1～2周复查2次均不再发现病原体后再准备怀孕。在未治愈之前，一定要避免怀孕。

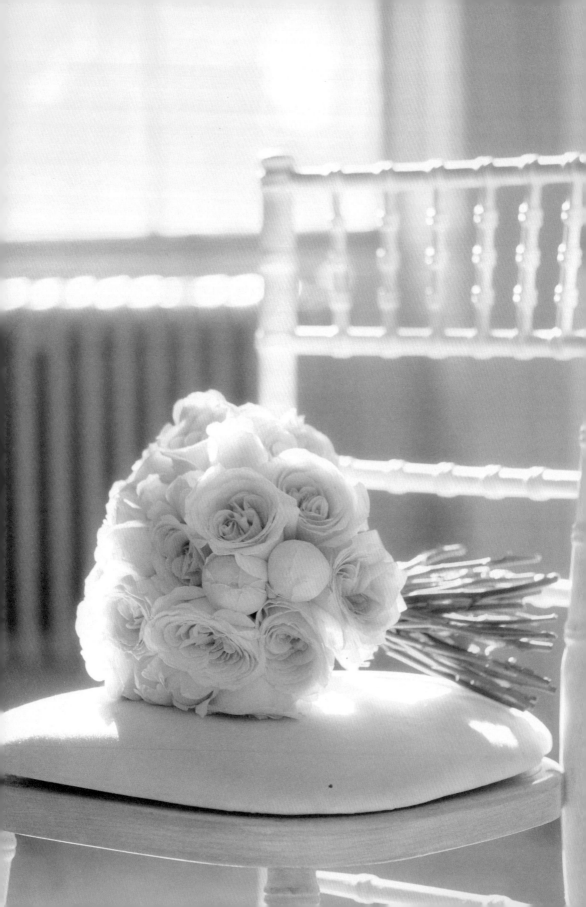

02

想要开花结果，
子宫、卵巢、输卵管一个都不能少

孕育是女性顺应自然规律，完成生命里"开花结果"的幸福过程。想要培育新生命，女性首先要熟悉自己体内的生殖环境，并呵护这个孕育生命的摇篮，让我们来认识一下女性孕育生命的生殖系统吧。

养好子宫，为播种提供最好的土壤

一个生命从孕育到诞生，需要最优质的"土壤"和孕育环境，子宫就是生命最初栖居的温暖的家，备孕妈妈要静心养护"种植"生命的"沃土"，才能孕育出健康的"果实"。

子宫——生命最初10个月的家

子宫位于盆腔中部，为空腔组织，前有膀胱，后有直肠，外观呈倒置的梨形。

子宫壁从外向内分别由子宫浆膜层、子宫肌层和子宫内膜层构成。子宫内膜层表面的2/3层称为功能层，会随着卵巢激素的变化而发生周期性变化，并剥落产生月经。靠近子宫肌层的另外1/3层则不发生周期性变化，称为基底层。

子宫上部较宽，称为子宫体，宫体顶部称为子宫底，子宫底两侧称为子宫角，与输卵管相通。子宫下部较窄，称为子宫颈（简称"宫颈"），上端为宫颈内口，与子宫腔相通，下端为宫颈外口，与阴道相通。宫颈的黏膜层中有许多腺体，能分泌黏液。

成年女性的子宫长7～8厘米，底部宽4～5厘米，厚2～3厘米，重40～50克。

小小萌芽的生命就是由与子宫底部相通的输卵管进入子宫腔的，受精卵植入子宫内膜称为"着床"，随后受精卵逐渐发育成长。9个月后，原来小小的子宫可增大五百倍，形状由梨形变为卵圆形，并不断扩大，直至占据腹腔的大部分位置。当子宫中的胎宝宝发育成熟后，紧闭的宫颈口将充分扩展，使胎宝宝顺利地降临人世。

子宫内膜——孕育新生命的土壤

作为怀孕的关键部位，子宫内膜层是最为重要的，这层特殊的柔软的组织，就像肥沃的泥土。在从青春期到绝经期的岁月里，子宫的内膜始终处于增生、发展、脱落的周期性变化中。如果没有受孕，子宫内膜每个月经周期脱落一次，形成月经。一旦受孕，子宫内膜就不再脱落，月经暂时停止，这时子宫内膜将为胎宝宝的发育生长提供良好的环境。

一个月经周期中，在雌激素的作用下，子宫内膜会随着卵泡的生长而增生变厚。一般内膜厚度在排卵前3天为8毫米，前2天为8.5毫米，前1天为9毫米，排卵的当天内膜厚度可达到11毫米左右。在这个时候，整个内膜松软且含有丰富的营养物质，为受精卵的种植做好了充分的准备。

虽然子宫内膜的厚度在女性月经周期的不同时间会有一定的变化，但当女性子宫内膜厚度低至一定程度的时候，也会造成女性不孕。就像一块土地，如果表面覆盖的泥土不断减少，肯定是无法顺利养活植物的。内分泌失调、流产刮宫以及子宫内膜病变等三个原因，是造成子宫内膜太薄的主要原因。

想要怀孕，必须养护好子宫内膜，别让流产手术、药流等损害这片孕育生命的"土壤"。

子宫的最佳受孕位置

子宫的体位分为子宫前位和子宫后位。子宫前位是指子宫颈向下指向阴道后穹隆，此种体位的子宫颈在体内的位置较低；子宫后位是指整个子宫向后方倾倒，容易使子宫颈呈上翘状态，即子宫后倾。

子宫前位相较于子宫后位更容易受孕。这是因为，前位子宫的子宫颈是向下指向阴道后穹隆处的，它在体内的位置较低，精液容易在那里集中，夫妻在性生活后，子宫颈易被精液浸泡，从而有利于精子穿过宫颈口与卵子相遇而受孕；而后位子宫的子宫颈是向上翘的，指向阴道前穹隆处，子宫颈不易被精液浸泡。

如何知道自己的子宫是前位还是后位呢？一般在健康体检、孕前检查时，做妇科B超就能知道。如果你是子宫后位，也不要紧张，成年女性大约60%的子宫为前位，40%左右为后位，前位后位都是正常的，都可以怀孕。轻度子宫后位（Ⅰ～Ⅱ度）一般不出现症状，若是重度子宫后位会出现一些症状，主要表现为腰酸。

子宫后位常与睡眠姿势有关，为了更"好孕"，试试做做运动把子宫"挪"到最佳受孕位置吧：俯卧位运动——身体俯卧，两上肢向上平举，同时抬起两下肢；肘膝着地运动——胸部向前向下伏地，两下肢轮流向后上伸直。

★幸"孕"星：子宫后位的女性要加大受孕机会，可以使用特殊的性交体位，如女方跪下或俯卧后用枕头、被子垫高下体，男方从后面进入。性交结束后，女方仰卧，垫高臀部平卧30分钟左右，有利于卵子和精子的顺利结合。

子宫有"五怕"——幸"孕"还须护好宫

备孕妈妈要想尽快、顺利地受孕，就必须要维护好子宫的健康。一般来说，子宫有"五怕"：一怕反复人工流产，特别是在短时期内重复进行，这对子宫的损害很大；二怕私自堕胎，这样做的严重后果是，易导致子宫破损或继发感染；三怕忽视产前检查，这会导致难产甚至子宫破裂等严重后果；四怕性生活不讲究卫生，病原体经阴道进入子宫腔内，会引起子宫内膜感染；五怕性生活混乱，如果女性性生活放纵，或未成年便开始性生活，会对自己的身心健康造成损害，特别是可能由此产生宫颈糜烂及子宫颈癌等疾病，从而导致不孕的终身遗憾。

子宫健康维护第一步——定期进行妇科检查。子宫是许多妇科病发源地之一，如子宫肌瘤、宫体癌、宫颈癌、子宫脱垂、宫颈糜烂、子宫内膜异位等等。所以，女性要定期进行妇科检查，一般可每半年或1年到正规医院进行一次妇科检查，发现妇科疾病后可早诊断、早治疗。女性如果发现自己出现白带增多、腰酸背痛、腰骶部疼痛、盆腔部有下坠感、痛经等症状，一定要尽早去正规医院诊治，千万不可大意。

子宫健康维护第二步——注意性卫生，宫颈尤需保护。宫颈是子宫和阴道的连接通道，是防止病原体侵入宫腔的重要防线，因此受到病原体感染的机会比较多。宫颈被感染会导致急性或慢性炎症，微生物及其毒素、机械性刺激或损伤、化学物质以及放射线等均可成为子宫颈炎的病因。日常生活中，女性要注意性生活卫生，月经期禁止性生活，以防止男性龟头包皮垢对宫颈的刺激，减少宫颈感染和损害的发生。

子宫健康维护第三步——适度运动，不要久坐，预防子宫疾病。据调查，比起家庭主妇，白领女性患子宫内膜异位症的概率要高21%。这是因为七成以上白领女性要在办公室坐6小时以上，而缺乏正常运动，易造成气血循环障碍，从而引起子宫内膜组织增生，形成子宫内膜异位症。因此，久坐不动的女性每坐2小时，就要活动10分钟，改善因久坐造成的循环不畅，从而减少子宫疾病的产生。

子宫健康维护第四步——慎去美容院，保护子宫壁韧性。不少爱美容的女性会有规律地去美容院进行美容，有的一周一次，频繁的甚至隔日一次，殊不知很多美容院为了追求"速白"，在自制的所谓"天然"面膜等产品中，加入大量雌激素，这些激素会降低子宫壁韧性，使子宫壁变得薄弱。所以，减少去美容院的次数，就可以减少对子宫的侵害。

子宫健康维护第五步——多喝热柠檬水，提高子宫免疫力。根据医学研究，柠檬有强碱性，还含有大量维生素C，有利于增强女性子宫免疫力。最好在早晨喝一杯热柠檬水，因为此时人体对柠檬酸的吸收力最强。

Chapter

2

想要好卵子，
卵巢、输卵管这些硬件一定要好

宝宝的降临，是爱情的结晶，更是优质卵子与优质精子结合的产物。卵子的质量非常重要，健康卵子的产生必须要有健康的卵巢、输卵管和子宫作为保证。备孕妈妈只有培育出高质量的卵子，再计划怀孕，才能孕育一个健康聪明的宝宝。

卵巢——生命孕育的开端

如果说子宫是生命孕育的温床，那么卵巢则是生命孕育的开端。因为卵细胞是在卵巢中形成的，如果没有卵细胞，生命孕育就无从说起。

♛ 卵巢的形态与功能

卵巢是女性重要的生殖器官，位于子宫的两侧，以韧带与子宫相连，受内分泌生殖轴系（脑皮质－下丘脑－垂体）控制。其主要作用是产生卵子分泌激素，从而使女性具备正常的生理特征和生育能力。青春期前，卵巢表面光滑；青春期开始排卵后，表面逐渐凹凸不平，成年女子的卵巢约4厘米×3厘米×1厘米大小，重5~6克，呈灰白色；绝经期后卵巢萎缩变小、变硬。

卵巢可以产生成熟且可受精的卵子，还能协调女性生殖系统，分泌多种激素（雌激素、孕激素、雄激素等）。这些激素参与机体的生理功能调节，维持内分泌系统平衡，保持女性特征及正常生理代谢。

卵巢的健康对产生健康的卵子非常重要，因为有了健康的卵子才能成功受孕。

女性从出生时就在子宫左右两侧的卵巢里存有70万～200万个原始卵泡，到了青春期，在脑垂体所分泌的激素刺激下，在每个规则的月经周期内，卵巢内的卵泡开始发育，不断增大，随着卵泡液增多，内部压力增大，卵泡破裂，一个成熟的卵子便会排出，这个过程称作"排卵"。

成熟卵子一经排出，只能存活12～24小时，此时如果未能受精，半个月后月经来潮，卵子就随经血排出体外。假如排出的成熟卵子与精子结合，形成受精卵，那么它就会在子宫内着床发育，新生命随之诞生。

👑 悉心呵护卵巢，有利于产生健康卵子

呵护卵巢，保持卵巢内足够的卵泡，是女性能够延长生育时间的关键。备孕妈妈要尽力使身体保持健康状态，注意科学饮食、保持精神愉快、进行适当运动，这样才能拥有健康的卵子，为孕育健康宝宝创造首要的条件。

饮食要注意营养平衡。备孕妈妈平时除了摄入足够的维生素、胡萝卜素、蛋白质外，脂肪、糖类也应适量摄取；同时注意矿物质如铁、钙的补充，可多吃些新鲜蔬菜、水果以及低脂乳制品类、豆类、鱼虾类食物。

要坚持进行适当的体育锻炼。适度的运动有利于促进新陈代谢及血液循环，延缓器官衰老，慢跑、散步、广播操、太极拳都是保养卵巢比较适宜的运动。

要保持良好的心态和生活习惯。劳逸结合、稳定情绪、减少压力、保证足够的睡眠等对调节女性内分泌有很大的帮助，而体内激素的分泌会影响卵巢功能，所以，轻松的心情和良好作息规律，有助于维护卵巢的健康、产出健康的卵子。

在服装方面，应尽量少穿塑身内衣。因为塑身内衣会导致卵巢发育受限，卵巢受伤。尤其是少女，长期穿紧身衣，不仅会影响卵巢发育，还会诱发乳腺增生或囊肿等疾病。

输卵管——精子和卵子相会的通道

♛ 输卵管的形态与功能

输卵管位于人体的盆腔内，由黏膜层、平滑肌层和浆膜层构成，左、右两条输卵管各位于子宫一侧。它们在子宫底外侧角部向外呈弓形覆盖于卵巢上，全长8～15厘米。

输卵管依据其形态由内向外分为四部分，分别为间质部、峡部、壶腹部和漏斗部。间质部为输卵管位于子宫肌壁内的部分，长约1厘米。这部分管腔极细，直径0.5～1毫米。峡部是由子宫壁向外延伸的部分，直而短，占据输卵管内1/3段，长2～3厘米。峡部壁厚腔窄，直径最小为0.9毫米，最大达2毫米。在临床计划生育手术中，输卵管峡部是输卵管结扎术和栓堵术的首选部位。

壶腹部是输卵管由峡部向外延伸的膨大部分，管壁薄而弯曲，占输卵管全长1/2以上，长5～8厘米，呈"S"形弯曲。壶腹部是卵子受精处，若受精卵停留于此部，则会形成输卵管妊娠。

输卵管壶腹部向外逐渐膨大的部分，称为漏斗部。输卵管漏斗部开口于腹腔，外端游离，管口为许多须状组织，长短不一，呈伞状，故名输卵管伞，又好像人的手一样，有"拾卵"作用，可使卵子在壶腹部停留，并在此处受精。

卵子从卵巢排出后，可在12小时内受精。输卵管不仅是精子和卵子相会的通道，还是受精卵分裂的最佳场所。一旦完成6～8个细胞的分裂，输卵管就会有节律地蠕动，将受精卵送到子宫着床发育。一个新生命的孕育就此开始。

♛ 输卵管健康，才能输送健康卵子

受孕是一个复杂的生理过程，每一个环节都很重要，输卵管更是劳苦功高，它拾取卵子，是精子与卵子结合的唯一场所，还负责运送受精卵到子宫腔。但输卵管又是非常易出问题的地方，在不孕女性中，有至少1/3是因为输卵管发生炎症导致输卵管堵塞造成不孕的，而且这个比例还有逐渐上升的趋势。所以，防治输卵管炎症，保证输卵管的健康，才能确保输送出健康的卵子并运送受精卵顺利到达目的地，为生命的孕育提供保证。

输卵管炎主要表现为下腹痛、腹胀、发热、阴道分泌物增多或不规则阴道流血等，病情严重可导致输卵管堵塞而导致不孕。输卵管炎症患者有时症状不明显。

输卵管不通或是半通的情况下身体可能没有任何表现，有些输卵管堵塞患者会出现小腹一侧或两侧疼痛、下坠、阴道分泌物多、腰痛等症状，月经来潮时可有血量增多，很容易和其他疾病混淆。所以，当女性出现上述症状时，一定要尽快去正规医院诊治，以免贻误病情。

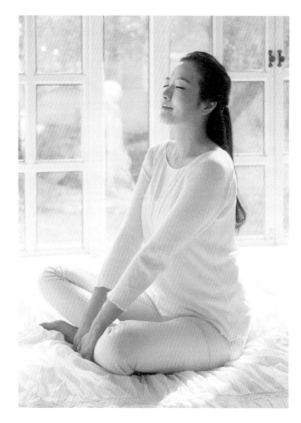

1.一般治疗。卧床休息，半卧位有利于炎症局限，防止其上行扩散；同时要注意补充营养、维持水和电解质平衡，诊断明确后可适当用解热止痛药。

2.控制感染。依据致病微生物及药物敏感试验，尽量恰当地选择有效的抗生素，量要足、消炎要彻底有效。

3.手术治疗。病情严重时可即时手术清除病灶，以防炎症迅速扩散，造成败血症危及生命。

♛ 对付输卵管炎症，可以配合食疗

治疗输卵管炎，也可以采取配合食疗的方法。建议患者的饮食以清淡为主，多食用水果和蔬菜，减少辛辣等刺激性食物的摄入。这里推荐几个治疗输卵管炎症的食疗方。

马齿苋公英粥

蒲公英、马齿苋各15克，大米适量。先将蒲公英、马齿苋放入水中煎煮，去渣取汁，再将大米与药汁同煮成粥，粥熟后放入冰糖服食。本食疗方适用于急性输卵管炎患者。

茯苓车前粥

车前子10克，茯苓15克，大米100克，红糖适量，将车前子、茯苓放入纱布包内与大米同时煎煮，粥熟后去药包，放入适量红糖服用。本食疗方具有健脾益气、去湿之功，适用于慢性输卵管炎患者。

山楂红枣汤

生姜15克，山楂50克，红枣15颗，水煎服，每日1剂，分2次服。本食疗方可活血化瘀、温经止痛、行气导滞，适用于经寒血瘀型慢性输卵管炎患者。

当归生姜羊肉汤

黄芪30克，羊肉500克，当归60克，生姜5片。将羊肉切块，与当归、黄芪、生姜共炖汤，加盐及调味品，食肉喝汤。本食疗方可益气养血，适用于气血虚弱型慢性输卵管炎患者。

Chapter

3

提高卵子质量有秘诀

备孕当然要从源头做起，卵子的质量不仅影响受孕的成功率，也会影响胎宝宝的健康。备孕妈妈要积极提高卵子质量，有了健康的卵子，才能孕育出健康的宝宝。

排卵这回事儿

♛ 认识卵泡的方方面面

女性的原始卵泡是与生俱来的，女性新生儿两侧卵巢就有70万~200万个原始卵泡，到青春期时约有30万个卵泡。在胎儿期及儿童期可偶见少量卵泡生长，但都不能发育成熟。从青春期开始，卵巢在垂体周期性分泌的促性腺激素的影响下，每隔28天左右就有1个卵泡发育成熟并排出卵子，左右卵巢交替排卵，女性一生中约可排卵400个。

卵泡发育是个连续的过程，一般可分为原始卵泡、初级卵泡、次级卵泡和成熟卵泡4个阶段。初级卵泡和次级卵泡又合称为生长卵泡。1个原始卵泡发育至成熟排卵，需要跨几个月经周期才能完成，一般需要85天的漫长时间。我们知道精子发育成熟需要90天的时间，因此孕育新生命绝对不是一件简单的事情，需要父母亲长时间的准备。

从初级卵泡到成熟卵泡可分成8个等级，前5个等级的卵泡太小，生长的时

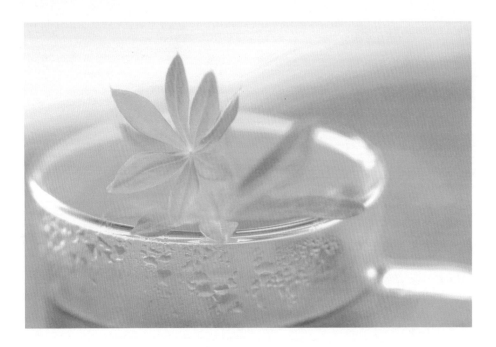

间太长，没有太大的意义，从第6级开始的卵泡才是我们要关注的重点。

第6级卵泡直径为5毫米，经过5天的时间，可长大到10毫米，成为第7级卵泡，再经过5天的发育，成为第8级卵泡，直径为16毫米。第8级的卵泡，就是成熟卵泡了。从第6级卵泡长大到第8级卵泡一共约需10天时间，正好是一个月经周期中的卵泡期。

👑 卵泡长到多大才会排卵

经过大量数据的统计，女性的卵泡直径在排卵前3天，平均值为15毫米，前2天平均为18.6毫米，前1天平均为20.5毫米，也就是说卵泡发育到20毫米左右，就快要排卵了。

这里需要说明两点：

1.该数值是许多人的平均值，具体到每一个人会有所不同，但不会差得太远。

2.卵泡在开始的时候发育得比较慢，在接近排卵日发育得比较快，所以不用太早去做B超监测。

★幸"孕"星：只有卵泡发育成熟，排出的卵子才会成熟健康。卵泡发育不好会影响受孕，发现卵泡发育不好需要及时到医院检查治疗，确诊病因、对症治疗是关键。首先要确定卵泡发育不良的原因，看看是内分泌的因素，还是精神因素，或是卵巢因素等。对于卵巢功能低下者，应该设法促进卵巢功能；对于精神过度紧张者，要配合心理治疗；对于内分泌异常者，则应进行综合治疗，并以治疗原发病为主。

想要卵子质量好，必须做好这些事

👑 控制生育年龄，留住健康卵子

据科学研究观测并加以统计，女性一生中排出的成熟卵子是400～500个。正常女性每个月一次月经，每次基本都排一个卵子，偶尔两个，那么一年就是12个左右。虽然女性一生共可排出400多个卵子，但由于女性的婚育年龄以及其他因素的影响，受孕机会是远远小于400次的。

一个正常女性，一般最佳生育年龄是23岁到29岁，如果一年排12个卵子，那么23岁到29岁这7年时间，就只会排出84个卵子。假若一个女性在23岁的时候就立马结婚并且马上要孩子，那她的最佳受孕机会也只有84次。而在日常生活中，我们不可能每时每刻都准备好受孕，那么相应的，最佳受孕机会也会大大减少。因此，每位女性在打算要孩子的时候，一定要珍惜每一次受孕机会，以免错过最佳生育年龄。

此外，女性30岁之后，由于身体生理机能的衰退，流产概率会比30岁前的女性要高一些，早产儿、先天性畸形、不明原因死胎发生的概率也会相对增加。而且高龄初产妇的主要并发症——妊娠高血压综合征，容易影响母胎的健康，若再夹杂其他疾病，可导致胎盘功能过早退化，对胎宝宝更为不利，所以建议女性最好是在30岁之前生育子女。

👑 合理饮食，提高卵子质量

卵巢排出成熟卵子的整个过程受到内分泌的调节，出现卵子质量问题，大多是因内分泌调节出现异常或激素分泌异常所致。通过食疗来调节身体素质，可促进成熟卵子的排出，提高受孕机会。

1.保持营养均衡。从营养学的角度来说，饮食上不能暴饮暴食，以避免营养失调。无论是工作日还是节假日，都要保证三餐定时、荤素搭配，保证各类营养的均衡摄入。健康的备孕妈妈只要保持正常饮食、平衡营养，并适当地补充富含叶酸、钙、锌等的食物即可。

2.补充维生素E。保养卵巢有效的饮食方式是增加维生素E的摄入量。维生素E又叫生育酚，研究发现，适当补充维生素E可以推迟性腺萎缩的进程，起到延缓衰老的作用。维生素E的每日摄入量为150～300毫克，可以通过食补来实现。富含维生素E的食物有水果、蔬菜、坚果、瘦肉、乳类、蛋类、压榨植物油等。

3.适当增加豆类食物的摄入。黑豆、黄豆等豆类食物含有植物雌激素、植物蛋白、纤维素等营养成分，适当食用可缓解一些雌激素缺乏的疾病症状。但是，备孕妈妈不要以豆制品作为补充雌激素、促排卵的主要手段，而且不可盲目地大量食用，以免引起生理周期异常。

4.及时补铁，为卵子提供养分。铁元素是维持身体健康的重要元素，特别是对于血液中的血红蛋白来说，铁元素是关键的组成部分。女性月经周期来潮时会出现大量的子宫出血，从而造成铁元素的流失。铁元素能为卵子提供充足养分，因此，备孕妈妈在月经期间多吃含铁食品，才能让卵子更健康。常见的含铁食物有动物肝脏、鸡蛋黄、黑木耳、菠菜等。

♛ 养成健康生活习惯，养出优质卵子

1.不抽烟不喝酒。妇科专家指出，香烟中的毒素可以直接作用于卵子，不仅危害卵子，还会伤害身体的整个内分泌系统，影响卵巢的功能，造成卵巢老化，影响正常受孕。所以，备孕妈妈应尽早戒烟戒酒，以保持卵子年轻。

2.不熬夜、有规律地作息。经常熬夜、作息没有规律的话，身体的生物钟会被打乱，直接影响内分泌环境的平衡，从而影响卵子的发育成熟及排卵。所以，备孕妈妈要养成早睡早起的生活规律。

3.适度锻炼。长时间坐着不动对备孕妈妈骨盆内的血液循环是最为不利的，没有好的血液循环自然养不出好卵子。适当的体育锻炼可以帮助女性提高身体素质，保证卵子的质量。因此，备孕妈妈从计划要孩子开始，就应该进行有规律的运动，可以根据个人爱好，进行适合本人身体状况的体育锻炼，如慢跑、瑜伽、游泳、太极拳等，以提高身体各部分器官的能力，为怀孕打下坚实的基础。

👑 避免经期性生活，确保卵子活力

经期生殖道处于损伤状态，如果有性生活，就可能造成精子及其抗原进入血液，精子与免疫细胞接触容易产生抗精子抗体，一旦产生这种抗体，就会让射入体内的精子凝集，失去活动力，无法成功受孕；另一方面，经期性生活还会引发女性的盆腔炎症、子宫内膜异位症等，从而减低卵子活力。

👑 避孕多用避孕套，卵子质量有保证

无论长效避孕药还是紧急避孕药，都会打乱体内激素水平，影响卵子质量。尤其是紧急避孕药含有大量的孕激素，长期服用会抑制排卵，轻则引起闭经，重则会导致不孕。长期服用避孕药会使女性发胖，增加患血栓和偏头痛的风险，因此不可作为日常避孕之选，建议备孕妈妈在决定备孕前采用避孕套避孕。

👑 不盲目服用补品或药物，小心伤到卵子

俗话说"是药三分毒"，一些女性保健药品含有大量的雌激素，短期服用可能会感到精神愉悦、精力旺盛，但是如果长期服用，可能会导致内分泌紊乱，影响受孕。所以，备孕妈妈不要盲目服用补品。

同时，备孕妈妈还有注意少服或不服止痛药，因为止痛药有抑制大脑神经的作用，长期服用会"迷惑"神经中枢，使其对卵巢发出的指令速度降低，导致卵子活性减弱。

★幸"孕"星：目前没有什么针对提高卵子质量的有效药，备孕妈妈

不要盲目用药或食用偏方。卵子一般都要养，平时可以吃一些对卵巢有益的食物，并注意养成健康的生活方式。对于卵泡发育不成熟，食疗也比较重要，在日常生活中要避免吃生冷、辛辣食物，适量地吃一些温润、温和的食品，可以选择牛奶、蛋类、蜂蜜、豆制品等食物进补。平时保持愉快的心情，良好的心态有助于调节内分泌水平，对提高卵子质量也有积极作用。

♛ "养卵"食谱

备孕妈妈在饮食上除了要注意补充优质蛋白以促进卵子生成外，还可以食用下面的食谱，用以改善和提高卵子质量。

女贞子炖鸡

女贞子、黄芪各20克，西红花、小茴香各4.5克，鸡块300克，盐适量。鸡块放入沸水内氽烫，捞起，以冷水冲净，沥干水分。女贞子、西红花、小茴香用小布袋包好，放入电饭锅内，加入4杯水，再放入烫过的鸡块，再将黄芪过水洗净加入。煮至开关跳起，加盐调味即可。若直接在炉火上煮，则锅内需多加入1杯水，煮沸后改小火再煮约40分钟即可。

肉苁蓉鱼汤

冬虫夏草4.5克，肉苁蓉9克，淮牛膝7克，黑枣6粒，鲫鱼1条，姜1小块，盐适量。鱼洗净，姜切成薄片。锅内放入5杯水，将冬虫夏草、肉苁蓉、淮牛膝及黑枣过水洗净加入，煮沸后改小火煮20分钟。将鱼放入，继续煮10分钟，加入姜片，加入盐调味即可。

菠菜丸子汤

菠菜、猪瘦肉各150克，葱末、姜末、酱油、水淀粉、盐、香油、鸡精各适量。猪瘦肉洗净，剁成馅，放入碗中，加入酱油、盐搅拌一下；放入水淀粉、葱末、姜末、香油继续搅拌均匀，制成小丸子。菠菜去根、黄叶，洗净，焯水后，切段。锅置火上，加入适量清水，烧沸后加入小丸子，小火煮熟；放入菠菜段，加入适量盐、鸡精调味，煮至汤沸即可。

四喜豆腐

豆腐1块，猪肉馅一小碗，青椒半个，胡萝卜半根，大葱半棵（切末），韭菜一小把，虾皮一小把，蛋清（鸡蛋白）1个，蒜末、姜末、五香粉、酱油、水淀粉、盐、糖、香油、橄榄油、鲜汤、鸡精各适量。豆腐切成4块。猪瘦肉洗净，剁成泥，放入大碗中。肉馅放入蒜末、姜末、葱末、酱油、五香粉、韭菜、虾皮、蛋清、香油一起搅拌均匀。从每块豆腐中横切一刀但不切断，将里面的豆腐挖出来，把肉馅装入其中，然后再合上。把4块豆腐都装好肉馅后，放入蒸锅中蒸10分钟。青椒、胡萝卜切成丁备用；另起锅，放入油烧热，放入蒜末、姜末、葱末炒香，然后倒入青椒丁和胡萝卜一起翻炒，淋上少许酱油，放入两勺鲜汤，再放入少许盐、鸡精，淋上香油，用水淀粉勾芡，制成汁。将调好的汁浇到蒸好的豆腐上即可。

葡萄柚子汁

葡萄150克，柚子200克，水适量。葡萄洗净，可去皮。柚子剥皮，掰开，取出果肉。将葡萄和柚子一起放入搅拌机中，混合榨成汁即可。

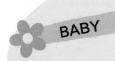

备孕妈妈，排卵异常要当心

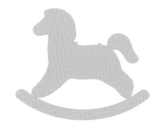

通常，女性若在排卵期进行夫妻生活，就会大大提高怀孕的概率。但是倘若出现排卵异常或者排卵期不规律的情况，就很可能造成不孕。排卵异常，是备孕妈妈需要高度关注的问题。

排卵异常的主要症状——月经不调

排卵异常首先影响的就是月经。月经的流量和规律性如果突然发生改变，很有可能是卵巢功能出现了什么问题。

一般来说，女性月经不调、月经量稀少或没有、不孕等病症都有一个相同的指向，那就是排卵异常。其外在一般表现为肥胖、体毛重、突然消瘦、长粉刺痤疮、溢乳等。如果女性出现上述症状，就要提高警惕了，须去正规医院进行诊治。

排卵异常的主要原因——激素紊乱

正常情况下，排卵是有规律性的，如果女性朋友出现排卵数量很少甚至不排卵，或者排卵不规则的症状，都可以被叫作排卵异常。

排卵的前后过程和内分泌系统有着密不可分的关系。下丘脑－垂体－卵巢构成了一个完整的调节反馈机制，控制着雌激素、促性腺激素释放激素、尿促卵泡素、黄体生成素等激素的分泌，如果任何一个环节出了问题，都有可能影响排卵的整个进程。排卵异常的原因：

1.激素紊乱。排卵异常最常见的原因是体内激素水平紊乱，任何一个可以造成内分泌失调的因素都有可能成为导致排卵异常的病因，比如经常熬夜、经期吃冷的或刺激性食物、情绪起伏过大、精神压力过大等等。所以，女性朋友在日常生活中要尽量注意这些方面的细节。

2.下丘脑－垂体－卵巢功能障碍。脏器不正常是造成排卵异常的另一大重要原因，比如卵巢缺失或受损、下丘脑受损、先天性无卵巢或幼稚型卵巢、卵巢功能早衰、多囊卵巢综合征、某些卵巢肿瘤等都可能直接导致激素的正常分泌受到影响，造成排卵异常。

3.全身性疾病或重度营养不良。一些全身性的疾病也是排卵异常的罪魁祸首，某些内分泌和代谢方面的疾病，如甲状腺功能亢进或低下、肾上腺功能紊乱等都会影响卵巢功能；重度营养不良、过度肥胖或饮食中缺乏某些维生素，也可影响卵巢功能，导致排卵异常。

排卵异常的最大危害——不孕不育

排卵异常的危害：

1.导致不孕不育。对于育龄女性朋友来说，排卵异常的最大危害就是会导致不孕不育。如果卵巢不能正常地排出卵子，怀孕肯定是不可能的。假若排卵的某个环节出了问题，致使卵子的质量变差、成熟的时间变慢、排卵的数量减少等，怀孕的概率也会降低。

2.导致妇科疾病。长期的排卵异常说明体内的各种激素有长时间的分泌紊乱，可能会导致多种妇科疾病，比如多囊卵巢综合征、子宫内膜过度增生等，严重的可能导致子宫内膜癌或乳腺癌等癌症，对女性的生殖健康和身体状况造成巨大危害。

3.干扰备孕或避孕。排卵异常可使夫妻不能很好地安排备孕计划，对于避孕或备孕都是一种干扰。如果月经能够周期性地"莅临"，那么排卵日还是比较好推算的，反之则会比较混乱，"迟迟未孕"或者"不幸中奖"的概率都会相对偏高。

4. 导致体表特征变化。排卵异常带来的月经不调问题可能会让女性的体表特征发生一些不太好的变化，比如体毛过重、肥胖等等。

排卵异常治疗的常用手段——药物治疗

"对症下药"是最有效的治病方式，在接受排卵异常的治疗之前，我们首先要搞清楚自己到底是哪里出了状况，因为不同的环节有问题，治疗的方案也是不同的。可以问自己几个问题：自己到底是不排卵还是排卵量少，或者是排卵不规律？最近身体上有没有什么变化可能是伴随排卵异常而产生的？近期的精神状态怎么样？有没有什么全身性的疾病？把这些状况详细地记录下来，完整地告诉医生，医生会根据情况做出更加全面和具体的诊断。

一般来说，治疗排卵异常的常用手段是药物治疗，备孕妈妈可在医生的指导下服用适量的促排卵药物，刺激卵巢排卵。但是千万不能因为着急要孩子而擅自加大药物的用量，这可能会使卵巢受到不可逆转的创伤，造成以后怀孕困难。

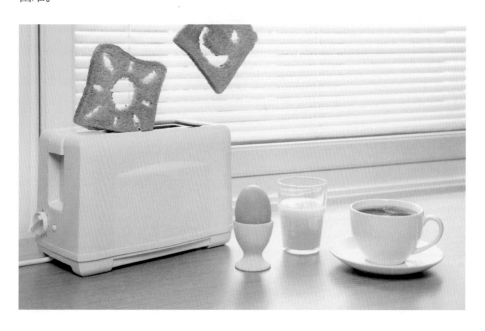

排卵异常的预防

1. 养成良好的生活习惯。生活习惯包括饮食、运动、起居等各个方面，良好的生活习惯对于维持内分泌水平稳定非常重要，如果女性朋友经常熬夜，或者有抽烟、喝酒等不良的嗜好，对内分泌系统和生殖系统的影响将会非常大，极有可能发生排卵异常造成的不孕不育。

2. 注意个人卫生。女性的个人卫生问题特别重要，尤其是在月经期、生病等免疫力低下的时候，更要注重私处的清洁，以免细菌侵入，造成生殖系统的感染，影响卵巢的功能。

3. 注意控制体重。不要摄入过多的高热量食物让自己变得肥胖，也不要过度减肥让自己变得瘦骨嶙峋，这样都有可能影响卵巢的正常排卵。

4. 注意观察自己的身体状况。首先，必须要观察的是月经周期，月经周期是对排卵状况最直观的反映，如果月经周期没有规律、总是拖延，或者经量不正常等，都可能预示着卵巢的功能出了问题，需要及时就医。其次，长痘痘、突然增肥或消瘦、体毛变重等等也要引起足够的重视，这些症状都有可能与排卵异常相关。

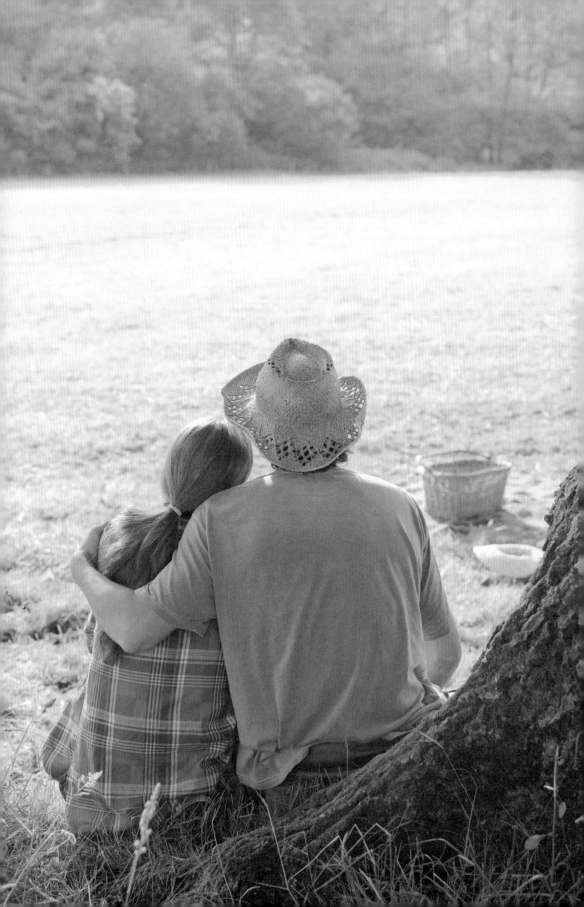

03

老公们，备孕"军功章"
也有你的一半

从遗传优生的角度来说，备孕爸爸的精子质量对于孕育健康新生命来说是非常重要的。所以，在孕育宝宝的计划中，准爸爸同样也担负着义不容辞的责任，备孕"军功章"应该是爸爸妈妈共同努力的成果！

Chapter

1

拥有好精子
才不会让宝宝输在受精卵上

卵子和精子在输卵管里奇迹般地会合后，形成受精卵，生命开始了。对于女性来说，受孕的首要条件是有成熟的卵子；对于男性而言，首要的则是播下生命的"种子"——精子。男性的精子质量如何，如液化时间、数量、形态及活动能力是否正常等，都是能否成功孕育生命的关键。

精子先生成长轨迹

♛ 精液为灰白色液体，由精子和精浆构成

精子。精液中最重要的有形成分，占精液总量的5%～10%，携带来自男方的遗传基因。

精浆。包含蛋白质和各种酶，占精液总量90%以上，是输送精子的介质，为精子提供营养和环境。

♛ 精子是男性的生殖细胞

1.精子的形态。精子像一只蝌蚪，分为头、体、尾三部分，其中头部参与受精，细胞核在头部，含有人类一半的遗传物质，即23条染色体，尾部通过摆动使精子有活动能力。

2.精子的形成。成年男性睾丸是制造精子的工厂，有巨大的生精能力，精子是从睾丸的曲细精管中产生的。精原细胞通过二次分裂形成精子细胞，精子细胞经过变态成熟过程即发育为精子。

3.精子的排出。精子成熟后，如果有射精动作，精子即通过35～45厘米长的输精管，到达末端膨大的壶腹部，最后经射精管进入后尿道，然后排出体外。

4.存活时间。通常精子在女性的生殖道中存活的平均时间是48小时，超过48小时即趋老化，难以与卵子结合。

5.受精过程。精子射出后经子宫颈口进入子宫，然后经子宫游走到输卵管壶腹部等待卵子。射出的精子成万上亿，而能到达壶腹部的只是少数，一般15～50个，最多不超过200个。卵子由卵巢排出，一个月一般只有一个卵泡发育成熟，排出后被输卵管伞端捡拾到输卵管，然后去壶腹部和精子会合。卵子和活动性最强的精子结合成受精卵，受精的过程有点像千军万马过独木桥，成功的只有一两个。受精卵在输卵管游走2～3天，移回宫腔，如果宫内环境适合受精卵着床，它便在子宫内膜中种植着床，受孕即告成功。

良好受孕需要确保精子的数量与活力

健康男性一般每次排出的精液有2～6毫升，每毫升内含精子一般约6000万个，只有最强健、最有活力、速度最快的"种子选手"才会被卵子"接纳"，也就是说只有高质量的精子才有使卵子受精的能力，精子质量的高低可从其数量、形态和活力等几个方面进行评价。

👑 保证精子的数量

精子数量一般指一次射精的精液中的精子数目，平均有1亿以上，当然并不是所有的人一次射精都会排出这么多精子。但是，要保证受精成功，每次射精量至少应有2毫升。如果射精数量少于每毫升2000万个，受精的可能性就会降低。

尽管精子天天产生，但一个精子完成发育约要3个月，再有活力的男子如果一天射几次精，其精子数量也会降到正常水平之下，所以，想要孩子的丈夫应花点时间来积累足够数量的精子以完成射精。

♛ 保证精子的活力

对于一次优质的受孕来讲，不仅精子数量要够，精子的活动能力还要好，也就是精子要有良好的泳动能力。男子时时刻刻都有精子在精囊内产生，如果不射精，积累的精子就会老化，而老化的精子反倒不利于卵子受精。

♛ 保证精子的形态

精子的形态好也是保证受孕的重要条件，畸形或形态不完整的精子不能使卵子受精。

相遇前要等待多久——精子和卵子的结合时间

在同房以后，精子到底要经过多长时间才能和卵子结合，进而使卵子受精呢？这个问题很难回答，因为每个产生的精子活力有强有弱，液化时间有长有短，即使同一个人，这个时期产生的精子与另一个时期产生的精子也有很大不同，再说，每位女性的生殖道的情况也很不一样，所以没有一个统一不变的时间。

一般同房30分钟之后，精子即进入输卵管，但是要创造这样的速度，必须具备两个条件：

♛ 很高的精液整体质量

精液就像一支军队，精子是冲锋陷阵的战士，精浆是保障有力的后勤部门。精浆的首要任务是保护精子免受女性阴道酸性环境的伤害，接着精浆中的蛋白水解酶促使胶冻着的精液解冻（即精液液化），让精液中的精子解除束缚，活动起来发起冲击，精浆中的果糖则提供精子冲击所需要的能量。精浆中存在的精液胞浆素是一种具有独特功能的蛋白质，能起到类似青霉素的杀菌作用，能杀死女性阴道内的葡萄球菌和链球菌，为精子扫清前进道路上的障碍。

♛ 女性为精子运动创造良好的环境

有了整体质量高的精液，只是使精子具备了"冲刺"的条件，还不能保证精子一定可以快速前进，接下来女性还必须为精子运动创造条件。

宫颈是精子在女性生殖道内要通过的第一个关口。在每个月经周期中，宫颈分泌物有很大变化，接近排卵期时，分泌物明显增多，宫颈黏液变得很稀薄，这就为精子提供了最优越的生存、运动与储存条件。

有生命力的精子须通过宫颈进入宫腔，这是一段十分艰苦的旅程，精子会大量被白细胞吞食而死亡。实验证明，仅凭借精子自身的活动能力，只能到达宫颈内口，并不能快速通过子宫宫腔。这时候，精子需要借助子宫收缩的力量。子宫收缩以后再松弛的一刹那，会造成很大的负压，把精子吸入宫腔。而造成子宫强烈的收缩需要两个条件：一是女性要在性欲兴奋状态下，二是要有大量的前列腺素。男性精液中的前列腺素，是提高性交过程兴奋程度和帮助精子快速通过宫腔的重要因素。

Chapter
2

精子其实很脆弱，
男人别以为自己是"金刚不坏之身"

精子其实是相当敏感又脆弱的，环境污染、身体有病、生活习惯不好等因素都有可能降低精子的活力，引起精子质量下降，甚至扼杀它的生命力。

精子产生的条件很苛刻

精子很小，但是它产生的条件很苛刻。

1.有足够的营养。精原细胞分裂演变成精子需要大量的营养物质，特别是号称人体"建筑材料"的蛋白质。

2.低温环境。精子必须在低于正常体温3～5℃的温度下才能成活，即一般来说，最适合男性睾丸的温度是34～35.5℃，这样才能产生大量健康的精子。如果睾丸的温度达到36℃或高于36℃，一定会让"精子先生"中暑，从而影响精子的质量。主要表现：精液内精子密度减低，精子活动能力下降，畸形精子增多，严重时甚至会出现无精子症。由于精液质量出现上述这些变化，精液让卵子受精的能力便降低了，甚至会导致男性不育症的发生。

3.一定的时间。精子从产生到成熟需要3个月的时间。

注意这些小细节，你的精子不受伤

要想孕育健康宝宝，就要从培育优质精子开始。精子成熟的周期一般需要

3个月，所以优生优育需及早行动。那么，怎样让身体内的"小宇宙"生产出最优质、最强健的精子呢？科学研究已经证明，不良的生活习惯和环境对精子质量的影响比较大，注意生活中的一些细节，可以让精子不受伤。

👑 少饮酒戒香烟

酒精和尼古丁对男性的生殖系统有一定的危害，它会影响精子的质量，甚至会使精子发生畸变。有资料表明，吸烟者精液中所含精子数量比不吸烟者少，而且畸形精子的数量较多。长期吸烟是导致不育的重要因素之一。酗酒则可能导致男性生殖腺功能降低，使精子中的染色体异常，从而导致胎儿畸形或发育不良。所以，丈夫一定要在妻子备孕前3个月开始戒烟，并且禁止酗酒；妻子怀孕后更不能吸烟，否则妻子被动吸烟同样会增加胎儿流产、早产或其他疾病的发病率。

👑 离开不良工作环境

备孕爸爸的工作环境如果存放铅、汞、镉、锡、砷、镍、钴、苯等金属，或者安放二溴氯丙烷、甲基汞等农药，或者有放射线、同位素、电磁波等，都要及时远离或者暂时调离；无法离开工作环境时，备孕爸爸要注意自身防护，穿戴好防护服、佩戴口罩等，尽量降低不良环境对身体的影响。

👑 不要随意服药

研究资料表明，一些常见的免疫调节剂，其毒性作用强，可直接扰乱精子DNA的合成，包括使遗传物质成分改变、染色体异常和精子畸形；某些药物如吗啡、红霉素、解热止痛药等，可通过干扰雄性激素的合成而影响精子使卵子受精的能力；还有一些药物如抗组织胺药、抗癌药、咖啡因、类固醇、利尿药等都会对男性生殖功能和精子质量产生不良影响。更为严重的是，这些药物通过精液进入母体循环，会使受精卵或胎宝宝的发育受到影响，可致新生儿缺陷。

所以，备孕爸爸用药一定要谨慎。尤其在备孕妈妈孕前2～3个月的备孕期，准爸爸切不可随意服用药物与药酒，最好停药半年以上再让妻子怀孕。可能的话，最好停用一切药物，至少也要在医生指导下服药。

♔ 少用电子产品

一些电子产品产生的辐射可能会对精子产生影响，如果长期使用可能会降低精子数量或引起精子畸形。所以，备孕爸爸不要长时间玩电脑、用手机打电话。

♔ 不要长时间泡桑拿

桑拿时的高温会提升男性阴囊的温度，导致睾丸长时间地处于一个高温状态，从而使精子活力大大降低。因此，备孕爸爸最好拒绝桑拿、蒸气房、热水坐浴。

♔ 不穿紧身裤

由于牛仔裤、紧身裤会妨碍睾丸血液循环，令睾丸周围的温度平均提高3.5℃，从而影响精子的生存，所以备孕爸爸应尽量避免穿牛仔裤和紧身的内裤，保证隐私部位的透气和清洁。尤其长期坐办公室或者开车出行的准爸爸更要加倍注意，高温季节选择穿宽松透气的棉质内裤，不要穿紧身裤。

♔ 保持适度性生活

备孕期间，要保持适度性生活。性生活次数过多或无节制，会使每次射出的精子量减少，手淫次数过多也会酿成无菌性前列腺炎，引起不育；长期中止性生活也会让精子失去使卵子受精的能力和运动力，衰老精子比例也会不断扩大，受孕后容易造成胎宝宝智力低下、畸形，或导致流产。

♔ 慎食用"伤精"食品

人们印象中健康又营养的食品，过量食用可能会引起体内内分泌紊乱，减少精子的数量和活力。下面这些"伤精"食品，备孕爸爸一定要小心食用。

1.烧烤、油炸食品。有研究报告指出，烧烤和油炸的淀粉类食物中含有某些物质可导致男性少精、弱精，备孕爸爸应尽量少食用。

2.啤酒。患有肾脏方面疾病的备孕爸爸，不要无限制地大量喝啤酒，否则会使尿酸沉积导致肾小管阻塞，造成肾脏衰竭。肾脏的好坏同样关系到你的"精"力。

3.豆腐。大豆制品含有丰富的异黄酮类植物雌激素，摄入过多可能会影响到男性体内雄性激素的水平，对精子的生成不利，所以，备孕爸爸要适量食用豆制品。所谓"适量"，是指一周吃3次以下，每次100克左右，这样既能保证营养，也不会造成"副作用"。

4.奶茶、薯片等。目前市面上的珍珠奶茶多是用奶精、色素、香精和木薯粉及自来水制成的，而奶精的主要成分氢化植物油，是一种反式脂肪酸。反式脂肪酸会减少男性激素的分泌，对精子的活跃性产生负面影响。所以，备孕爸爸应尽量少吃含有反式脂肪酸的奶油蛋糕、薯片、油炸方便面等。

♛ 保持健康生活，缓解心理压力

备孕爸爸要避免长期熬夜、应酬，合理安排工作和休闲时间；工作和生活中的焦虑情绪应及时排解，缓解心理压力。对已患有一些影响生育功能的疾病的备孕爸爸，尤其要注意保持良好的心态，例如，备孕爸爸患有可致精液不液化的前列腺疾病、患有会使精液异常的精索静脉曲张、患有容易出现勃起功能障碍的糖尿病等，在治疗时通常会背负比普通人更大的心理负担，所以在接受有效治疗的同时，还必须在心理上给自己减压，避免因压力过大产生不良情绪，影响精子的生成、成熟及其活动能力。

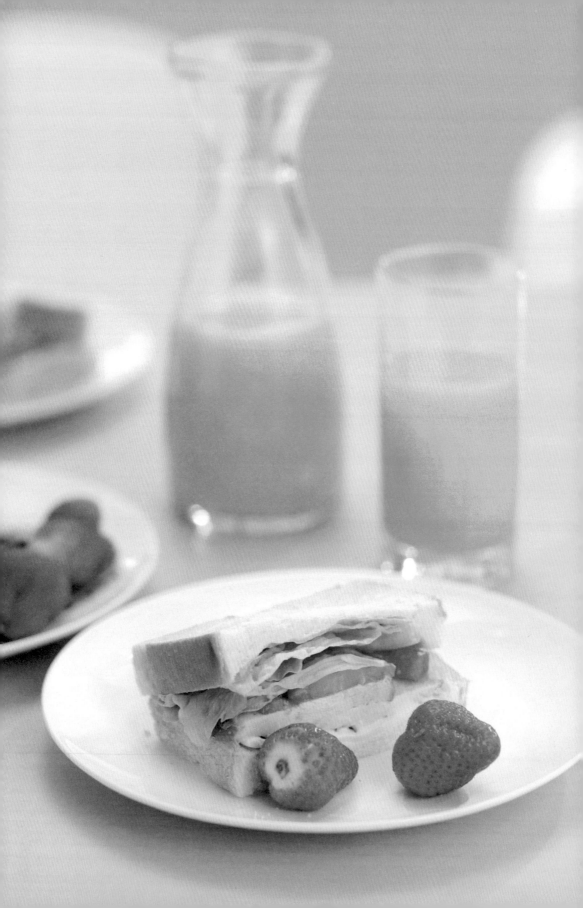

04

想要"好孕"到，
吃对很重要

宝宝的先天体质好坏，很大程度上取决于精子和卵子的质量。备孕爸妈在孕前注意均衡饮食、加强营养，才能使双方身体处于最佳状态，才有利于健康的精子和卵子的发育。特别是对于备孕妈妈来说，孕前进行营养调理就像农民耕地之前"施肥"一样，可以为孕育胎宝宝提供营养储备，同时也为准妈妈即将来临的妊娠反应提供必要的能量支持。

Chapter
1

营养不均衡，怀孕就会有困难

备孕爸妈可以提前3个月开始营养储备，在这个阶段不仅要保证各种营养的均衡摄入，保持良好的饮食习惯和科学的饮食结构，更要注意适当补充一些营养素，以最佳的身体状况迎接新生命的到来。

备孕期间所需要的营养素

蛋白质

蛋白质是人类生命的基础，是脑、肌肉等身体组织器官最基本的营养素，占人体总热量的10%～20%，也是生成精子的重要原材料，备孕爸妈应合理补充富含优质蛋白质的食物。

食物来源：含蛋白质较多的食物有肉类、鱼类、蛋类、奶类、豆类、水果等，其中蛋类和奶类的蛋白质最易为人体消化吸收。

糖类

即碳水化合物，是人体热量的主要来源，对备孕妈妈的健康和孕宝宝的发育很重要。所以，备孕妈妈在每天的饮食中要保证摄入450～500克的主食，以使糖类不致匮乏。

食物来源：糖类广泛存在于面粉、大米、土豆和水果中。

👑 脂肪

脂肪能供给能量，而且是细胞的重要组成部分。此外，性激素主要由脂肪中的胆固醇转化而来，脂肪中还含有精子生成所需的必需脂肪酸。如果脂肪缺乏，不仅影响精子的生成，而且还可能引起性欲下降。肉类、鱼类、禽蛋中含有较多的胆固醇，适量摄入有利于性激素的合成，有益于胎宝宝的生殖健康。

食物来源：含脂肪丰富的食物主要有食油、肥肉、果仁、奶等。

👑 矿物质

矿物质主要指钙、铁、锌、锰、镁、铜、碘等元素，它们对备孕妈妈的健康和孕宝宝的发育都有重要作用。

钙是骨骼与牙齿的重要组成成分，准妈妈怀孕时对钙的需要量约为平时的2倍。备孕妈妈钙量充足，小宝宝出生后，会较少出现夜惊、抽筋、出牙迟、烦躁及佝偻病等缺钙问题；充足的钙还能缓解准妈妈小腿抽筋、腰腿酸痛、骨关节痛、浮肿等孕期不适，预防骨质疏松。备孕期间，准妈妈要多吃含钙量高的食物。

铁是血红蛋白的重要成分，每天约吸收5毫克铁质，准妈妈血量会增加30%。缺铁易导致准妈妈中晚期贫血，一般情况下，准妈妈的血红蛋白低于10克，红细胞少于350万/立方毫米即为贫血。为避免准妈妈由于铁摄入量不足而造成缺铁性贫血，在孕3个月时准妈妈就可以开始补铁。

锌是人体新陈代谢不可缺少的酶的重要组成部分。锌缺乏可影响生长发育，并影响生殖功能。锌对于男性生育功能起着重要的作用，因此备孕爸爸应在备孕前半年补充锌等营养物质。

碘堪称"智力营养素"，孕前补碘比怀孕期补碘对下一代脑发育的促进作用更为显著。备孕妈妈最好能检测一下尿碘水平，以判明身体是否缺碘。可食用含碘盐及富含碘的食物，以满足体内碘需求，海带、紫菜、干贝、鲜海鱼等含碘丰富。

食物来源：含钙丰富的食物主要有乳类、排骨、虾皮等；含铁营养素丰富的食物有动物肝脏、肉类、虾、蟹、豆类、海藻类等；含碘较丰富的食品有海带、紫菜及其他海产品；含镁、铜、锌、锰较多的食物有豆类、谷类、蔬菜、肉类等。

此外，食物中铁的营养价值与吸收率有关，动物性食物中的铁比植物性食物中的铁容易被人体吸收。如动物肉及肝中铁的吸收率为22%，鱼为11%，而蛋黄中的铁与磷、蛋白质的吸收率仅为3%，大豆为7%，大米则只有1%。如果将含铁丰富的食物与蛋白质及维生素B_{12}一起摄取，铁的吸收会更好。

👑 维生素

维生素是人类生长的基本要素，它能保证其他营养充分发挥效能以维持身体的健康。维生素在参与性器官的生长发育、生精排卵、生殖怀孕以及各种营养素的代谢等方面都发挥着重要作用。维生素种类很多，有维生素A、维生素B_1、维生素B_2、维生素B_6、维生素C、维生素D、维生素E等，下面分别介绍各类维生素的重要性。

维生素A：维生素A缺乏可引起胎宝宝先天畸形。

维生素B_2：维生素B_2缺乏可引起口腔类炎症、角膜炎和皮肤病，准妈妈缺乏维生素B_2可造成妊娠高血压综合征和胎宝宝发育不全。

维生素B_6：与蛋白质和脂肪代谢的关系非常密切。

维生素B_{12}：对于遗传物质的合成有重要作用，对细胞特别是脑细胞的发育和成熟尤为重要。

维生素C：能促进细胞正常代谢，维持激素分泌的平衡，加强血液凝固及增强抵抗力。

维生素D：能促进身体对钙的吸收和在骨骼中的沉积。

维生素E：与维持生殖系统的正常功能有很大关系，维生素E缺乏可导致生殖机能丧失、胎宝宝多发性先天畸形。

食物来源：维生素A存在于动物性食品如动物肝脏、蛋黄和乳类中，胡萝卜、菠菜中类胡萝卜素最具有维生素A的活性；维生素B_2可从动物肝脏、蛋、牛奶、绿叶蔬菜等食物中摄取；维生素B_6的食物来源是豆类、谷类、肉类；维生素B_{12}主要来源于动物肝脏、肾脏和肉类；维生素C广泛存在于新鲜的蔬菜和水果之中；维生素D主要来源于动物肝脏、鱼肝油和蛋类，日光照射皮肤可使皮肤内合成维生素D；维生素E的食物来源是植物油、谷类、蛋类和新鲜蔬菜。

备孕期间要膳食平衡

要想成功受孕，备孕爸妈最重要的是做到平衡膳食，保证摄入均衡适量的蛋白质、碳水化合物、脂肪、矿物质、维生素等营养素。只有适当地选择食物，并合理搭配，才能获得均衡全面的营养。我国的营养学家把膳食分成了五大类，每一类食物在备孕期间都要保证供给。

1. 谷类，包括米、面、杂粮。主要提供碳水化合物、蛋白质、膳食纤维及B族维生素，它们是膳食中能量的主要来源，备孕妈妈每天要吃250～400克。

2. 蔬菜和水果。主要提供膳食纤维、矿物质、维生素和胡萝卜素。蔬菜和水果各有特点，不能完全相互替代。一般来说，红色、绿色、黄色等颜色较深的蔬菜和深黄色水果含营养素比较丰富，所以应多吃深色蔬果。备孕妈妈每天应吃蔬菜300～500克，水果200～400克。

3. 鱼、虾、肉、蛋类（肉类包括畜肉、禽肉及动物内脏）。主要提供优质的蛋白质、脂肪、矿物质、维生素A和B族维生素。备孕妈妈每天应吃150～250克。

4. 奶类和豆类食物。奶类食物含丰富的优质蛋白质和维生素，含钙量高，是天然钙质的首选。豆类食物含丰富的优质蛋白质、不饱和脂肪酸、钙及维生素B_2等。备孕妈妈每天应饮鲜奶250～500克，吃豆类及豆制品50～100克。

5. 油脂类，包括植物油等。主要为备孕妈妈提供能量，还可提供维生素E和必需脂肪酸。备孕妈妈每天应摄入约25克。

备孕期间补营养不可贪多

备孕期间在保证营养的同时，也要注意不能营养过剩。体重超重或肥胖是妊娠、分娩的不利因素，也是妊娠期高血压综合征、妊娠期糖尿病的危险因素。因此备孕妈妈在备孕期间的饮食应做到营养丰富不过量，避免引起肥胖。

另外，对微量营养素的补充也要适量，过量摄入易对母婴造成危害。

维生素不宜过量。备孕妈妈若每天服用超过1万单位的维生素A，则有1/4机会造成胎宝宝畸形，如先天性心脏病以及眼睛、腭、耳朵的畸形，另外有1/4机会造成智障。若维生素D补充过多（每日超过15毫克），容易造成准妈妈的软组织钙化。

补锌不宜过量。锌是人体必需的微量元素之一，在人体生长发育、生殖遗传、免疫、内分泌等重要生理过程中起着极其重要的作用。但是，如果备孕期及孕期的准妈妈对于锌的补充超过每日45毫克，容易造成早产。

补铁不宜过量。一般来说，备孕妈妈每天补充30毫克铁即可（除非有严重贫血），服用铁剂应在空腹时且不要同时服用钙及镁，因为同时服用钙、镁会抑制铁的吸收。

补充蛋白质不宜过量。对于备孕妈妈来说，蛋白质的摄入不应超过总能量的20%，蛋白质摄入过量容易破坏体内营养的摄入平衡，造成维生素等多种物质的摄入不足，并造成酸性体质，对受孕十分不利。

水果也不宜过量。许多备孕妈妈为了生个健康、漂亮的宝宝而拼命吃水果，甚至还把水果当蔬菜来吃。其实，水果并不能代替蔬菜。水果中的纤维素成分并不高，但是蔬菜里的纤维素成分却很高。有些水果中糖分含量很高（如西瓜、葡萄等），摄入过多，可能会导致妊娠期糖尿病。由于很多备孕妈妈很难第一时间知道自己已经怀孕，因此这些含糖量高的水果要注意适量食用。

Chapter 2

补充叶酸不只是妈妈一个人的事儿

在备孕爸妈的备孕计划中，别忘了提前补充叶酸。叶酸是一种B族维生素，也是胎宝宝神经发育的关键营养素，对细胞的分裂、生长及核酸、氨基酸、蛋白质的合成起着重要作用。

神经管是胎宝宝中枢神经的前身，随着怀孕天数的增加会逐渐形成大脑和脊髓，若备孕妈妈缺乏叶酸，有可能增加新生儿神经管缺陷的风险，所以，备孕爸妈在孕前就要注意多摄入富含叶酸的食物，补充叶酸；孕早期准妈妈还要继续补充叶酸。

备孕妈妈最好提前三个月补充叶酸

要减少胎宝宝脑部和脊髓缺陷的发生，最重要的是准妈妈在怀孕时已摄取了足够的叶酸，因为神经管的正常闭合发生在怀孕的初期。但实际上很多备孕妈妈在得知怀孕后才开始补充叶酸，这就会使早期胎宝宝的脑部和脊髓因得不到足够的叶酸而发育不健全的概率上升。因此建议备孕妈妈在计划怀孕前3个月开始，在医生指导下每天服用400微克叶酸，这样到怀孕时，体内叶酸能够达到理想水平。怀孕期间仍然要继续补充叶酸来满足胎宝宝生长的需要，以预防胎宝宝神经管畸形的发生。

孕前和怀孕头1～2个月期间每天补充400微克叶酸，胎宝宝发生兔唇和腭裂的危险可降低25%～50%，还有可能避免35.5%的先天性心脏病患儿出世。

备孕爸爸也要补叶酸

对于备孕爸爸来说，补充叶酸对孕育健康宝宝也有好处。叶酸是DNA合成的必需物质，通过叶酸的"后天补养"，精子畸形的比例会大大缩小。备孕爸爸缺乏叶酸，会导致精子浓度降低、精子活力减弱，降低受孕成功率。所以，备孕爸爸在计划做父亲时，可多吃一些新鲜蔬菜、水果和粗粮，这些食物中叶酸和维生素C的含量都很高。如果不能从食物中摄取足够的维生素和叶酸，可在医生指导下服用叶酸药品和维生素。

多食用含叶酸食物

富含叶酸的蔬菜：莴苣、菠菜、西红柿、胡萝卜、青菜、龙须菜、西蓝花、油菜、小白菜、豆荚、蘑菇等。

富含叶酸的水果：橘子、草莓、樱桃、香蕉、柠檬、桃子、李子、杏、石榴、葡萄、猕猴桃、梨等。

富含叶酸的动物性食品：动物的肝脏、肾脏，禽肉及蛋类，羊肉、牛肉等。

富含叶酸的谷物：大麦、米糠、小麦胚芽、糙米等。

富含叶酸的豆类：黄豆、扁豆、豆制品等。

富含叶酸的坚果：核桃、腰果、栗子、杏仁、松子等。

叶酸也不能滥补

备孕妈妈补充叶酸时，切不可自行加量，长期大剂量服用叶酸会影响备孕妈妈体内锌的代谢从而造成锌缺乏，致使胎宝宝发育缓慢，同时还会掩盖维生素B$_{12}$缺乏症的早期表现，导致严重的神经系统损伤，增加患乳腺癌的风险。

叶酸的推荐剂量为每天400～800微克，但因个人体质和饮食习惯的不同，还需在医生指导下服用。

★幸"孕"星：如果是贫血或是曾经生下过神经管缺陷婴儿的备孕妈妈，怀孕时一定要到医院检查，在医生指导下合理补充叶酸，并进行调理。

Chapter

3

提高卵子质量，这些食物少不了

孕育一个健康的小生命，需要经过精心的准备，特别在饮食方面更要讲究。药补不如食补，备孕妈妈通过科学的饮食方法来提高卵子质量，更有利于孕育一个健康的宝宝。

小麦

👑 食材功效

小麦是世界三大农作物之一，麦粒含有丰富的淀粉、蛋白质、多种矿物质和维生素，经常食用可以降低血液中的雌激素水平，可以有效对抗高雌激素诱发的卵巢癌、乳腺癌等。

用小麦加工成的小麦胚芽油集中了小麦的营养精华，富含油酸、亚油酸、亚麻酸、廿八碳醇及多种生理活性组分，维生素E含量为植物油之冠，还含有一般谷物中较短缺的赖氨酸，可有效地促进卵巢的生长发育。

👑 推荐食疗方

金银馒头

自发面粉500克。植物油、白糖、炼乳、蜂蜜各适量。自发面粉放入容器中，加入白糖、炼乳和成面团，用湿布盖严，饧30分钟。面团用擀面杖擀压成长方形，用刀切成均等的小方块做成馒头生坯。将做好的馒头生坯放入蒸锅中用火蒸10～12分钟。取出一半馒头，在其表面划"一字刀"，放入热油锅中炸至金黄色捞出，与另一半一起装盘，配上调制好的炼乳和蜂蜜蘸碟同上即可。

番茄

♛ 食材功效

近年来，科学家们在研究中发现，番茄中含有一样好东西，那就是番茄红素。番茄红素是一种很强的抗氧化剂，具有抗氧化、保护血管内壁、清除人体内可导致衰老和疾病的自由基的作用，经常食用，可以延缓卵巢衰老，使皮肤富有弹性。番茄红素还具有抗癌和防癌的作用，能有效减少卵巢癌和乳腺癌的发病率。

♛ 推荐食疗方

奶油番茄

番茄2个、牛奶200克、豌豆10克，味精、白糖、盐、鸡油、淀粉各适量。番茄洗净，用沸水烫去皮，切成块加白糖腌拌；豌豆用沸水焯至断生备用。碗中放入牛奶、味精、白糖、盐、淀粉，调成稠一点的汁。锅内倒入适量沸水煮沸，倒入番茄、豌豆稍煮一小会儿，倒入调好的汁勾芡搅匀煮沸，淋上鸡油即可。

苹果

♛ 食材功效

苹果的营养价值和医用价值都很高，苹果汁中的很多成分都具有较强的杀菌作用。苹果中独有的苹果多酚，也有较强的抗氧化作用，能抑制黑色素的产生，抑制活性氧的发生，使卵巢处于功能旺盛的状态。苹果中的多糖、钾离子等，能够缓解机体特别是卵巢的疲劳。

👑 推荐食疗方

苹果沙拉

苹果2个、黄瓜1根、奶油60克，盐、味精各适量。将苹果洗净去皮、核，切成细丝；黄瓜洗净，切成细丝。奶油、盐、味精放入碗内拌匀成酱料。把苹果丝、黄瓜丝装入盘中，加入酱料调匀即可。

草莓

👑 食材功效

草莓果肉中含有大量的糖类、有机酸、蛋白质和果胶等营养物质，维生素C的含量也很丰富，被誉为"水果皇后"，适量食用有助于人体特别是卵巢的生长发育。

草莓中的一些有效成分如鞣酸、草莓胺等，在人体内可阻止各种致癌化学物质的吸收，具有防癌作用，可抑制卵巢肿瘤的生长。

草莓中还含有一定量的天冬氨酸，可以自然平和地清除人体内的重金属离子，维持卵巢的各项功能，使之处于稳定的分泌状态。

👑 推荐食疗方

香蕉草莓土豆泥

香蕉3根、土豆50克、草莓40克，蜂蜜适量。香蕉去皮，用汤匙捣碎。土豆去皮，洗净，入锅中蒸至熟软，取出压成泥状，放凉备用。将香蕉泥与土豆泥混合，摆上草莓，淋上蜂蜜即可。

红枣

👑 食材功效

红枣又称"百果之王"，其维生素C和维生素P的含量在果品中占首位，这两种物质能增强人体细胞间的附着力，增强毛细血管的弹性，降低血液中胆固醇的浓度，使心血管和卵巢的血管保持正常的功能。

红枣含有的环磷酸腺苷和三萜类化合物，能抑制癌细胞的生长，有较强的抑癌和抗过敏的作用，能有效降低卵巢疾病的发生率。

♛ 推荐食疗方

红枣糕

去核红枣300克，枸杞子、核桃仁、葡萄干、黑芝麻、松子各30克，糙米、薏苡仁各50克，糯米粉、红糖各适量。将红枣、枸杞子、葡萄干、黑芝麻、糙米、薏苡仁泡洗干净后，加核桃仁、糯米粉、红糖、少许水在盆中拌匀。将以上材料放入沸水锅中蒸20分钟，再焖10分钟。将蒸好的食物倒入圆形或心形的模具中。用松子在上面排出图案，冷却后倒出，切片即可。

海带

♛ 食材功效

在所有食物中，海带中微量元素碘的含量是最高的。碘是人体内合成甲状腺素的主要原料，能够促进卵巢的生长发育。碘还能反作用于垂体，纠正体内雌激素分泌的失调状态，恢复卵巢的正常生理功能。海带还含有大量的钙和胶质，能促进体内放射性元素的排出，减少卵巢疾病的发生。

♛ 推荐食疗方

肉末炖海带

水发海带250克，猪肉末100克，干粉丝50克，葱花、植物油、盐、酱油各适量。海带洗净，切丝备用。锅中倒入油烧热，爆香葱花，放入肉末，倒入酱油，炒熟后倒入适量水，将海带丝放入炖20分钟左右，再将干粉丝放入锅中，加入盐炖几分钟，收汤即可。

Chapter

4

想要精子强壮，试试这些食物

备孕爸爸的精子质量和胎宝宝的健康息息相关，所以备孕爸爸在计划怀孕时也要开始注意调理自己的日常饮食，以摄取丰富的营养成分。现代医学研究发现，精液含有精氨酸、多种维生素、激素、酶及钙元素等50多种物质。在饮食方面建议备孕爸爸多吃补肾填精、益气养血生精之品，以提高精子的质量与活力。

泥鳅

♛ 食材功效

泥鳅有养肾生精的功效，其富含的赖氨酸是精子形成的必要成分，因此，常吃泥鳅不但能促进精子形成，还有助于提高精子的质量。

♛ 推荐食疗方

泥鳅炖豆腐

泥鳅200克、豆腐300克，盐、鸡精、酱油、料酒、香油、姜片、葱段、植物油、清汤各适量。泥鳅放在加了少许植物油的清水里浸泡1天，洗净，放入沸水中焯烫，捞出沥水；豆腐洗净，切块备用。锅内植物油烧热，爆香葱段、姜片，下入泥鳅、豆腐块，加入酱油、料酒炒匀，再加入适量清汤、盐，用小火炖20分钟，加鸡精调味，淋少许香油即可。

枸杞子

👑 食材功效

枸杞子有增强机体免疫功能、增强机体抵抗力、促进细胞新生等作用。常服枸杞子，可延缓衰老、美肤益颜及提高性功能。但枸杞子有兴奋性神经作用，性欲亢进者不宜服用。

👑 推荐食疗方

枸杞粥

枸杞子10克，大米50克。枸杞子、大米洗净，用清水浸泡30分钟。锅中加入适量清水，煮开后放入洗好的枸杞子、大米，大火煮开，转小火继续煮，20分钟即可。

大葱

👑 食材功效

大葱富含多种营养物质，能舒张血管，促进血液循环，对心血管很有好处。现代医学研究表明，大葱中的各种维生素能保证人体激素正常分泌，还能有效刺激性欲，从而壮阳补阴。对备孕爸爸来说，每周可吃几次大葱或细香葱，可炒菜、凉拌食用。

👑 推荐食疗方

葱爆牛肉

牛腱肉300克、葱白段150克、干蘑菇50克，芝麻、蒜末、姜末、酱油、辣椒粉、料酒、味精、米醋、盐、植物油。牛腱肉洗净去筋，浸泡2小时后切片。牛肉片用芝麻、蒜末、姜末、酱油、辣椒粉、料酒、味精腌渍入味；干蘑菇水发后去蒂，切丝。牛肉片入油锅炒至八成熟，下入蘑菇丝、葱白段炒熟，再放入蒜末、米醋、盐炒匀即可。

韭菜

食材功效

韭菜具有固精、助阳、补肾、暖腰膝的作用，适用于阳痿、早泄、遗精等症。

推荐食疗方

韭菜炒羊肝

韭菜150克，鲜羊肝250克，植物油、姜、葱、盐、味精各适量。韭菜洗净切段，备用；姜洗净切片；葱洗净切段备用；羊肝洗净，撕去筋膜，切成薄片。锅内倒油烧热，放入羊肝翻炒，待羊肝变色即放入韭菜段、葱段、姜片、盐，翻炒片刻，最后放入味精炒匀即可。

洋葱

食材功效

洋葱具有消炎抑菌、利尿止泻、降血糖、降血脂、降胆固醇、降血压等多重作用，它还是壮阳佳品。洋葱的吃法很多，若想充分发挥其"男人菜"的功效，不妨常吃洋葱炒蛋或洋葱炒牛肉。

推荐食疗方

洋葱牛柳丝

洋葱1个，牛柳300克，红椒、青椒各1个，酱油、白糖、盐、植物油、淀粉、蒜蓉各适量。洋葱去皮，洗净切丝；红椒、青椒分别去蒂、子，洗净，切丝；牛柳洗净，横纹切丝，加入酱油、白糖、盐、淀粉拌匀略腌一会儿。锅内放少许油，下牛柳丝滑散盛出，再下洋葱丝、青椒丝炒几下盛起。锅内放油烧热，下蒜蓉爆香，放牛柳丝、洋葱丝、青椒丝回锅，待快熟时，再放入红椒丝、酱油、白糖、盐炒匀，即可出锅。

Chapter

5

天然助性食物，
让精子和卵子完美结合

每对备孕爸妈都希望生出一个健康聪明的孩子，这与孕期营养有很大关系，但只关注孕期的营养还不够，备孕爸妈应该从孕前就注意"营养助性"，也就是说注意日常饮食和营养摄取，补充天然助性食物，这样才会使精子和卵子更具有活力，才更有利于尽快受孕。

多吃能增加精子卵子活力的食物

营养食物可以增加精子和卵子的活力。备孕爸妈双方因精子或卵子活力不强而致怀孕失败的例子较为多见，多吃瘦肉、蛋类、鱼虾、肝脏、新鲜蔬菜和时令水果等，可以改善精子和卵子的某些缺陷，提高受孕概率。

注意选用新鲜、无污染的蔬菜、瓜果及野菜。备孕期间在餐桌上可多上一些野菜和野生食用菌，避免食用含过量食品添加剂的食物，让体内产生高质量的精子和卵子，以形成优良的胚胎。

生活中一定要注意补水。注意多喝烧开后自然冷却的白开水，这样的水有利于健康受孕。身体有了充足的水分，可以帮助清除体内的各种代谢毒物如重金属，增强免疫功能和抗病力，特别是在夏季。这样便可为胎宝宝提供一个良好的生长发育内环境。

天然助性食物逐一补充

植物油。蔬菜、种子以及干果中的脂肪是脂肪酸的重要来源，而脂肪酸是机体合成胆固醇的元素之一，胆固醇它却是所有性荷尔蒙的基础。所以不妨补充一些健康脂肪，如蔬菜和干果中提炼的植物油。其中麦芽油中含有预防性衰退的成分，实际上是天然维生素E的作用。医学研究发现，维生素E能防止流产和早产，预防不育症。但人工合成的维生素E没有麦芽油防止性衰退的功效快，因此，科学家们认为麦芽油中还有其他物质在起作用，所以，想提高性功能最好直接食用麦芽油。

蜂蜜。蜂蜜含有丰富的硼（绿色蔬菜、水果、豆类以及干果中也有）。硼能够帮助机体分泌雌激素，这是最基本的性激素。天然蜂蜜中含有大量的植物雄性生殖细胞，其中含有一种内分泌素，和人体垂体激素相仿，有明显活跃性腺的生物活性。

果仁和种仁。各种果仁、种仁含有丰富的维生素B、维生素E，是蛋白质极佳的来源，尤其是矿物质含量比其他食物都高，这些都能激起性欲和引发性冲动。其中核桃味甘，性平、温，含蛋白质、维生素A、维生素B$_1$、维生素B$_2$、维生素C、维生素E、钙、磷、镁、锰及锌等有助性功能的营养物质，有健肾、补血、益胃、润肺等功能。可用于改善肾虚腰膝冷痛、阳痿、遗精、尿频、女子带下等症。有类似作用的果仁种仁还有小麦、玉米、芝麻、葵花籽、杏仁、豌豆、花生等。

红枣。红枣味甘，性平，含蛋白质、糖、黏液质、维生素A、维生素B$_1$、维生素B$_2$、维生素C、钙、磷、铁等均有利于性功能，且有催情作用。气虚肾亏的备孕妈妈常吃红枣，可增强性欲。

鱼类。鱼类特别是鲨鱼肉是增强性欲的理想食品，一直被当成性催化剂。

海藻类。甲状腺对性冲动和性刺激负有很大责任，甲状腺活力过低可降低性欲，而海藻中所含的丰富的碘等矿物质正是保障甲状腺活动的重要物质，因此海藻类食物有"助性"的作用。常见的海藻类有发菜、紫菜、海带、裙带菜等。

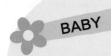

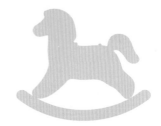

孕前饮食不能"闯红灯"

胎宝宝的孕育始于精子与卵子的结合，要想拥有一个健康的宝宝，就需要具备优质的精子和卵子。而研究表明，不少食物和临床药物都对精子、卵子的质量有不良影响，所以，警惕孕前的饮食和用药禁忌相当重要。并不是所有的食物都适宜备孕期间食用，有些备孕爸妈平常非常喜欢吃的食物可能对胎宝宝不利，孕前了解这些将有利于优生，保证准妈妈和胎宝宝的身体健康。

不宜过多食用辛辣食物

辣椒、胡椒、花椒等调味品刺激性较大，多食可引起便秘。备孕妈妈或准妈妈食用大量这类食品后，可能会出现消化功能的障碍，因此，应尽可能避免摄入此类食品。

不宜过多食用糖

糖在人体内的代谢会大量消耗钙，准妈妈在孕期缺钙会影响胎宝宝牙齿、骨骼的发育。而且，过多食用糖类会造成备孕妈妈超重。

不宜过多食用味精

味精的成分是谷氨酸钠，备孕妈妈或准妈妈进食过多可影响锌的吸收，不利于胎宝宝神经系统的发育。

不宜过多食用人参、桂圆

中医认为准妈妈大多阴血偏虚，过多食用人参会引起气盛阴耗，加重早孕反应、水肿和高血压等；桂圆辛温助阳，准妈妈食用后易动血动胎。因此，食用前最好咨询医生。

避免吃各种有污染的食品

备孕妈妈或准妈妈应避免食用罐头食品，因为罐头食品中含有较多的食品添加剂，过量食用对身体不利；应避免吃油煎烤炸的食品，如油条在制作过程中使用的明矾是一种含铝的无机物，过多食用铝对胎宝宝不利，铝在体内的增多还会抑制准妈妈对铁质的吸收，从而加重贫血；应避免吃不浸泡、不削皮的瓜果，因为瓜果表面可能会有农药残留；应避免吃腌制食品，这类食品虽然美味，但内含亚硝酸盐等，过量食用可能对身体不利。另外，家庭炊具应尽量使用铁制品或不锈钢制品，不宜使用铝制炊具烹调食物。

避免喝含咖啡因的饮料，如咖啡、茶以及其他含咖啡因的饮料

咖啡因作为一种能够影响到女性生理变化的物质可以在一定程度上改变女性体内雌、孕激素的比例，从而间接抑制受精卵在子宫内的着床和发育。咖啡因还会通过胎盘进入胎宝宝体内，刺激胎宝宝，影响胎宝宝大脑、心脏和肝脏等器官的正常发育，使胎宝宝出生后体重较轻。

停止酗酒、吸烟，并远离二手烟

众多研究表明，备孕妈妈或准妈妈酗酒、吸烟会导致低体重儿、流产及产妇产后行动障碍；备孕爸爸若经常饮用葡萄酒、啤酒或烈酒，会降低睾丸激素分泌量，且增加精液中不良精子的数量；而烟草内的尼古丁及醇类物质对睾丸的生精上皮有直接毒性，可引起精子发育畸形、数量减少。这种不健康精子与卵细胞结合所形成的胎宝宝，其发育也将会受到不同程度的损害。

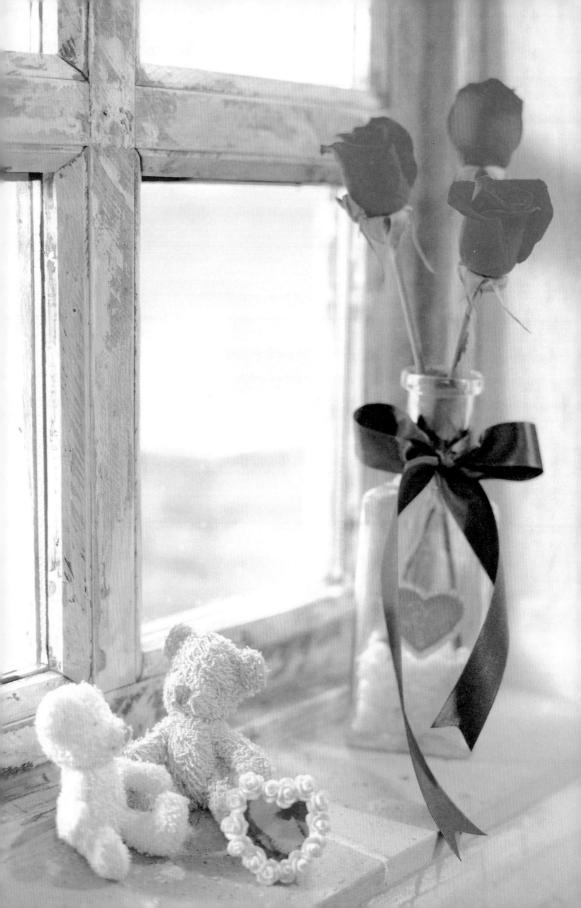

05

更新生活方式，
别让坏习惯影响了"好孕"

现代社会中有不少夫妇在婚后备孕了两三年仍未能如愿"好孕"，临床上除了少数夫妻是因为先天生理缺陷发生不孕外，大多数不孕症是后天疾病所引发的。其中，很多后天疾病都是由于不良生活习惯慢慢累积造成的，这些不良的生活方式会导致一些疾病的发生，从而引起不孕不育。

女人莫贪凉，它会伤害你的孕能力

一些备孕妈妈准备了很久也没有受孕，却不知道是因为自己一味贪凉造成的。造成女性不孕的原因很多，例如如果备孕妈妈寒冷天气不注意保暖、夏季过于贪凉，则会在不经意间"冻伤"子宫，引发内分泌功能失调，影响排卵周期。所以，在备孕期间，备孕妈妈千万莫要贪凉，应该让子宫暖和起来，只有这样才能增加受孕成功率。

女性贪凉会埋下不孕隐患

炎热的夏季里，一些女性爱穿漂亮的超短裙和吊带短裤，各种冷饮也让其爱不释手，办公室空调送出的阵阵凉爽更是让她们割舍不下。殊不知，贪凉会为备孕计划埋下种种隐患。

吃过多的寒凉、生冷食物，容易消耗阳气，导致寒邪内生而侵害子宫。而长时间待在温度较低的空调房间内，还会引起腹痛、痛经以及内分泌功能失调等。内分泌功能失调，首先会影响女性的排卵周期，一旦排卵周期被打乱，就会出现月经不调，随之发生孕激素分泌不平衡，导致难以受孕。更严重的危害是，内分泌异常还会引发一些女性特有的肿瘤，如子宫肌瘤、子宫内膜肿瘤、乳腺肿瘤等，从而造成不孕。

女性贪凉易导致宫寒

宫寒，并不是说子宫腔内的温度低，而是指子宫功能呈一种严重低下的状态。导致宫寒的原因主要是不良的生活方式，如爱吃冷饮、贪凉，将空调温度调得过低或是为了漂亮穿露脐装、冬天衣着单薄等。另外，过度疲劳或情绪变化也会损伤身体阳气，导致因寒冷邪气侵袭而出现宫寒。

女性每次来月经时经血颜色暗或白带色白清稀、有腥味，面色黯黄或苍白无华，舌色黯淡，舌苔白且水滑，就说明已经有宫寒症状了；当女性有痛经、黄褐斑、性冷淡、月经延期甚至闭经、腰膝酸冷、四肢不温等症状就说明宫寒严重了。

子宫健康温暖，体内气血运行通畅，经血按时盈亏，人才能顺利受孕；如果备孕妈妈长期贪凉的生活习惯不改变，一旦出现宫寒，血气遇寒凝结，不仅可能形成子宫肌瘤，还可能使得受精卵难以着床而导致不孕。

宫寒可能导致不孕，但也并不是说宫寒就一定不孕。很多宫寒的女性月经延后，少则推迟十多天，多则两三个月，遇到这种情况，首先要查清是否还另有其他不孕病因，一并治疗。从另一个角度讲，宫寒的准妈妈即使怀孕也容易流产，所以女性在准备怀孕前应先调理子宫环境，这是很有必要的。

你属于哪一种宫寒

♛ 天生体质导致的宫寒

有些女性天生体质较寒，表现为四肢容易冰冷，对气候转凉特别敏感，脸色比一般人苍白，喜欢喝热饮，很少口渴，冬天怕冷，夏天耐热。寒性体质大多由后天因素造成，居住环境寒冷、嗜好寒凉食物、过劳或易怒损伤身体阳气，这些是让身体偏寒的常见原因。

另外，还有一部分女性受先天遗传因素影响，即使和别人处在相同的条件下，也更容易出现宫寒的症状，所以除了小心防寒之外，还要长期温煦身体。

防寒方法

多吃补气暖身的食物：例如核桃、枣、花生、山药、鲫鱼等，让先天的不足由后天的高能量来补足，不用担心上火，因为宫寒体质属于火气不足，不容易出现火大体热的症状。

快步走：宫寒的女性多偏于安静沉稳，运动过多时容易感觉疲劳，其实"动则生阳"，寒性体质者特别需要通过运动来改善体质。快步走是最简便的办法，尤其是在鹅卵石路上行走，能刺激足底的经络和穴位，可以疏通经脉、调畅气血、改善血液循环，使全身温暖。

♛ 低温环境导致的宫寒

夏日长时间待在低温的空调房内，不知不觉间，寒气侵入身体，女性特有的脏器——子宫首先被侵犯，宫寒就离你不远了。

防寒方法

使用空调时，披件外套或披肩：首先，在空调房里，不要把温度调得过低，应把室内温度控制在26℃以上。其次，不要背对着空调，冷风从背后吹着你的背部、腰部，比迎面风对人体造成的伤害更大。再次，不管是穿吊带裙还是短裙，一定要准备外套或者披肩遮盖裸露的肌肤，丝袜对怕冷的女性也是必需的，这些可以确保颈、肩、背、腰、腿、膝盖和脚部都不受凉。最后，在空调房待一段时间后最好去室外走走，让身体接触外界的自然气息，如果体内有寒气也可以发散出来。

别趴在桌上午休：趴在桌上睡觉会无意中露出后腰，而且睡眠时毛孔是张开的，这样比较容易被寒邪所伤。

不要坐"寒"：不要坐在有寒气的地方，例如地面、石面或铁面椅子，否则寒邪会迅速击退你身体的阳气直接攻击子宫。

受寒后的补救：如果偶有受寒现象，例如淋雨湿发，一定要事后补救，给自己煎一碗驱寒汤。红糖2汤匙、生姜7片，水煎10分钟即可，饮用一到两次就可以驱走寒气。

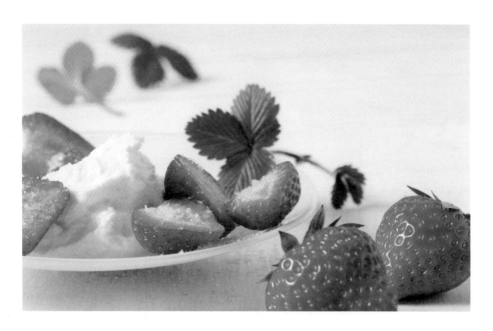

👑 吃冷食太多导致的宫寒

不同人对冷食的耐受程度不同，吃冷饮后身体没有不适，就说明体内正气可抵御外邪，冷饮对身体健康无不良影响。如果体内本身就阳气不足，又在炎热的夏季过多食用冷饮、冰西瓜等寒凉的食物，那就易出现宫寒。

防寒方法

把握吃凉尺度：尽量少吃冷饮，最好只在盛夏季节吃冷食，而且不要吃刚从冰箱里拿出来的食物。这个尺度可以自己把握，体燥、火气大的人可以多吃一点，体寒的人就尽量少吃。

把握吃凉顺序：有凉、热两种东西要吃时，最好先吃热的，后吃凉的，如果顺序颠倒，凉气就可能被热气顺势压到子宫，带来伤害。

分辨寒食：除了从冰箱里拿出来的食物之外，有很多食物本质是寒性的，例如西瓜、梨、绿豆、苦瓜等，即使是加热后，体寒的人也要分季节、适量而食。

★幸"孕"星：年轻女性还要注意流产后易"宫寒"。流产会损耗人体大量的阳气，此时风寒湿邪极易侵入体内，如果受了凉又阳气大耗，子宫失去温煦，宫寒就会随之产生。所以，备孕妈妈流产后尤其要注意头颈部、肩部、腰腹部、脚部和关节处的保暖。

防宫寒应从饮食做起

备孕妈妈预防宫寒首先应从日常饮食做起。即使在炎热的夏季，女性也不要吃过多的冷饮、寒性瓜果等寒凉之物，从冰箱里取出的食物最好放置一段时间再吃，在吃冷食之前最好先吃一些热食"垫底"。不过，像西瓜、绿豆、梨等食物，即使是在常温下，其本质也是寒性的，因此，对待这一类食物要适量食用。

其次，备孕期间，备孕妈妈应该多吃一些补气暖身的食物，如核桃、枣、花生等。体质偏寒的备孕妈妈还可以在餐前喝一些红糖姜茶，这样不仅可以化解寒凉食物中的寒气，而且也有助于缓解痛经等症状。

最后，在寒冷的冬季也要少吃生冷食物。

★幸"孕"星：要想让"寒凉"的子宫暖和起来，除了多吃温热补血的食物来调理外，适度运动和良好的生活习惯也有助于改善宫寒。快步走是最简便的办法，如果能每天坚持快走半个小时以上，子宫血液循环速度可提高10%，从而有效地改善子宫状态。此外，生活中着装不能太单薄，应少穿低腰裤；注意脚部保暖，睡前用热水泡脚；平时可以揉一揉小腹，平衡气血。

通过气血保养让子宫温暖起来

由于女性在月经期、怀孕期、分娩期以及哺乳期容易耗损气血，因此备孕期间注重气血的保养，可以促进子宫温暖，提高卵子的质量，为孕育宝宝打好健康根基。备孕妈妈可以在四个阶段注重调理，让子宫暖和起来，为健康受孕做好准备。

1. 月经期（月经来潮的5～7天）。备孕妈妈来潮期的经血通畅与否，直接关系到她产后身体能否完全恢复。所以，这个时期忌吃辛辣食物，否则会导致经血量增多，形成凝血、滞血；要注意保暖，特别是肚脐、后腰和脚心不要着凉，也不要过度劳累。

2.阴长期（月经结束后7~10天）。这个阶段，备孕妈妈依然不能贪凉，如果随意吃寒凉食物，轻则容易引起内分泌失调及月经紊乱，重则影响受孕。所以，备孕妈妈在此期间的饮食要以滋补肝肾为主，为下次月经来潮做好准备。

3.排卵期。女性排卵日期一般在下次月经来潮前的14天左右，排卵日的前5天和后4天加在一起称为排卵期。备孕妈妈在这几天要积极准备，保持乐观、稳定的情绪，在饮食上可以在医生的指导下加些温阳活血的药物，如丹参、肉桂等，以促进排卵。

4.阳长期（排卵后至下次月经来潮前的5~7天）。这个阶段，女性子宫内阴血旺盛、阳气充沛，为受孕做好了准备。所以，备孕妈妈在此期间应尽量不吃冷饮和寒凉食物，可以多喝一些山药粥，以健脾、补肾气。

Chapter
2

上班族要注意，熬夜也能熬成不孕症

过度劳累会导致身体的神经系统紊乱、内分泌功能失调，从而影响精子和卵子的质量。所以，备孕爸妈在孕前应该调整作息时间，注意充分地休息，每天睡眠时间不能少于7个小时，双方在精神饱满的情况下才能孕育出健康宝宝。

熬夜最常见的七大危害

1. 患心血管疾病的风险增加。因为人体的生物钟受灯光、时钟的影响会被打乱，所以经常熬夜加班会对心脏等器官带来影响，长期"黑白颠倒"，将会增加患心血管疾病的风险。

2. 容易感冒。常处于熬夜、疲劳、精神不振的状态下，人体的免疫能力会下降，感冒是此时最容易发生的疾病之一。

3. 患胃肠道疾病。经常熬夜的人喜欢吃夜宵，如果经常夜间进食，胃肠道得不到必要的休息，胃黏膜的修复就不可能顺利进行，故易导致胃肠疾病。

4. 引发肥胖。熬夜期间进食不但会使人难以入睡，还会使隔日早上食欲不振，如此造成的营养不均衡，就会引起肥胖。

5. 皮肤不适。经常熬夜的人会出现皮肤不适的问题，皮肤容易粗糙、长黑斑、生青春痘，脸色长期黯黄。

6. 精神不振。长期熬夜会慢慢出现失眠、健忘、易怒、焦虑不安等症状，白天工作时注意力也无法集中。

7. 眼睛疲劳。长期熬夜的人多半需要经常用到电脑、手机等，在晚上使用电子产品时间过长容易使眼肌疲劳、视力下降。

经常熬夜会导致备孕爸爸生育能力受损

经常熬夜会导致男性生育能力严重受损。如果备孕爸爸凌晨1点以后不能进入睡眠，就会使人体的代谢功能紊乱，不仅易产生各种毒素影响健康，还会导致内分泌失衡、性功能与生精造精功能下降，影响精子活力，严重者可导致不育。

此外，长期熬夜还容易导致体力不支型早泄。一次不振，往往会让备孕爸爸产生巨大的心理负担，总担心不行，忧郁、恐惧、急躁，形成心理型早泄，继而导致男性不育的发生。

备孕妈妈常熬夜影响排卵周期，不易受孕

据报道，经常打乱生物钟熬夜的上班族女性出现月经不调的概率是作息规律者的两倍，其痛经、情绪易波动的情况也很多。女性长期熬夜或者失眠会改变身体原有的生物钟，从而引发机体生命节律紊乱，这种紊乱将导致一系列内分泌功能的失调，进而影响女性的排卵周期。一旦排卵周期被打乱，就可能出现月经不规律，自然不易受孕。

备孕妈妈长期熬夜会影响睡眠，造成不孕

睡眠是新陈代谢活动中重要的生理过程，没有睡眠就没有健康，睡眠不足，不但身体消耗得不到补充，而且由于激素合成不足，会造成体内环境失调、激素分泌不平衡，不易受孕。

因此，上班族备孕妈妈能不熬夜尽量别熬。实在要熬，白天也要尽量把睡眠补回来，同时按需求来调节自身生物钟，如果身体适应了"黑白颠倒"的生活，白天的睡眠质量也可以保证，内分泌恢复正常，对身体的不良影响就会相应减少。而且，经常熬夜加班的备孕妈妈应坚持每半年测一次激素水平，以便发现问题，及早治疗。

Chapter

3

职场和生育巧权衡

现代社会的工作压力巨大，对于职场女性来说，备孕似乎成了一件很困难的事儿。升级做妈妈本应该幸福满溢，但对不少女性而言却成为职业生涯的一道坎儿。因为医学上的最佳生育年龄往往和女性职业生涯的关键期相冲突，所谓鱼和熊掌不能兼得，随着年龄的增长，职场女性要把怀孕生子适时地提上日程，做好人生规划。

别错过生育黄金期

很多女性为了事业迟迟不要孩子，经常加班加点、熬夜工作，身心面临巨大压力。甚至在小生命不期而至时采取流产的方式以保住工作前程。然而当她们事业有成，想孕育下一代的时候，却发现已经错过了最佳时期。女性生育黄金期在25~29岁，职业女性应尽量在30岁以前生育。

进行清晰的职业规划

大多数准妈妈在怀孕后还会继续坚持上班，但随着身体越来越沉重不便，很多准妈妈也都会考虑"要不要辞职""生宝宝之后工作岗位会不会有变动"等问题。需不需要辞职、暂时回归家庭照顾宝宝，准妈妈应根据自己的身体状况，以及未来职业发展状况而定，因此进行清晰的职业规划是必不可少的。如果目前的工作压力比较大，未来平台发展空间也不大，再加上自己怀孕后身体承受能力欠佳，这种情况下准妈妈可以考虑暂时辞职回归家庭。辞职的时间建议选择孕期6~8个月时，一方面，此时准妈妈身体日益沉重，回家安心休息、调养，对自己和胎宝宝都很有必要；另一方面，利用这段时间可以梳理个人的职业发展状况，重新调整个人的职业规划方案。

平衡工作和家庭关系

决定继续工作的准妈妈们也应注意对工作和家庭的平衡，一定要劳逸结合，不能给自己太大的工作压力，不要让自己因为过于疲劳而影响到胎宝宝的健康发育。准妈妈可以根据自己的身体状况，将要做的工作计划好，尽量把重要的事情提前做，或在自己身体状态较佳的时间段做好。特别是休产假期间，在家首先是安心休养、照顾宝宝，也可抽空关注职场动态和变化，可以定期打电话给接替你工作的同事，一方面表示感谢，一方面了解一下工作进程，以便产假结束之后顺利接手，为回归职场做好准备。

选择事业平稳期生育

在工作三五年后，当事业进入一个相对平稳期时，职场女性就应该考虑生育的问题了。如果选择在事业相对平稳的时期生育，完成人生大事后，再继续向下一个发展阶段前进，就更容易实现工作与生活之间的平衡。

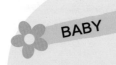

办公室一族要注意，有些职业习惯不利于优孕

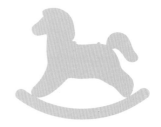

办公室一族最大的特点就是长时间上网、常吃盒饭、日常化妆等，这些职业带来的习惯不仅危害备孕妈妈自身的健康，也会影响备孕妈妈的受孕以及胎宝宝的健康，甚至可能引起流产、早产、死产及先天性畸形等，对于备孕妈妈来说，上述习惯是优生的大敌，不可不引起重视。

长时间上网影响优孕

首先，长时间上网对备孕妈妈的身体健康会造成直接的影响。电脑显示器伴有辐射，长期使用会伤害人的眼睛；而且操作电脑时间过长，强迫的坐姿不变，容易疲劳，导致肌肉骨骼系统的疾患。这对需要健康的备孕妈妈来说，是有百害而无一利的。

其次，电脑低能量的X射线和低频电磁辐射，容易引起人们中枢神经失调，导致多种病症，包括眼睛痒、颈背痛、短暂失去记忆、暴躁及抑郁等，还会造成备孕妈妈生殖机能异常及胚胎发育异常；少数准妈妈还会发生早产或流产，同时还可能导致胎宝宝畸形。

再次，长时间上网会增加备孕妈妈的精神和心理压力。操作电脑过程中注意力高度集中，会使备孕妈妈生理、心理负担过重，从而产生睡眠多梦、神经衰弱、机体免疫力下降等现象，甚至还会诱发一些精神方面的疾病，这些对于备孕妈妈来说，都是优生的大敌。

常吃盒饭会造成不孕

在办公室工作的备孕妈妈由于工作繁忙或为了节省时间，常常中午在单位吃盒饭，这样不仅容易吃进不卫生的食物，还可能造成备孕妈妈营养不良，影响母体的健康和营养，使卵子的活力受到影响。

孕前营养对孕育一个优质、健康的孩子十分重要，许多出生体重低的婴儿，往往是备孕妈妈孕前体重较轻、营养不足或孕后体重增加较少造成的。如果备孕妈妈受孕后常吃盒饭，会使得孕前营养不足，也会导致受孕后的胚胎缺乏营养，影响胎宝宝早期发育，出现分娩小样儿（即足月出生、体重小于2 500克的新生儿）的机会增多，甚至有的准妈妈会由于孕前缺乏维生素A或锌导致胎宝宝畸形。

常使用化妆品不利于优孕

很多办公室白领需要在工作场合化妆，而长期化妆对备孕妈妈来说危害很大。各种化妆品如口红、指甲油、染发剂、冷烫剂及各种定型剂等含有对人体有害的化学物质。据国外医学专家调查，染发剂不仅可能引起皮肤癌，而且还可能引起乳腺癌，导致胎宝宝畸形；化学冷烫剂也会影响准妈妈体内胎宝宝的正常生长发育；口红是由各种油脂、蜡质、颜料和香料等成分组成的，其中油脂通常采用羊毛脂，羊毛脂会吸附空气中各种对人体有害的重金属微量元素。

如果备孕妈妈在备孕期间常使用上述化妆品，那么这些化妆品中的有害物质会在体内残留。备孕妈妈怀孕后，这些有害物质会经母体吸收（指甲油与口红随食物入口、染烫剂经皮肤吸收）并通过胎盘进入胎宝宝体内，可致胎宝宝中毒。有些备孕妈妈本身对化妆品也会产生严重的过敏反应，头面部会出现皮疹、发痒，甚至眼睑及整个颜面部肿胀无法睁眼，怀孕后使用化妆品引起先兆流产者也不罕见。因此，在备孕期间，备孕妈妈不能常使用化妆品。

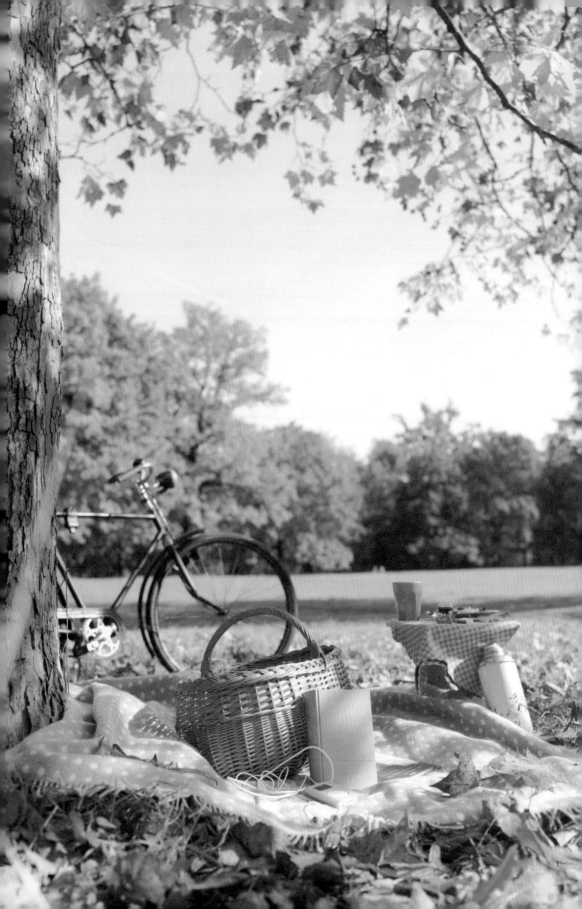

06

别让备孕成为精神枷锁，
放松心情，天使自然降临

让宝宝在一个和谐美满的家庭氛围中出生很重要，因此在计划怀孕前，备孕爸妈双方关于何时怀孕、怀孕期间以及宝宝出生以后如何安排好家庭生活都要达成共识，这样宝宝才能有一个良好的成长空间。尤为重要的是，备孕爸妈不要被久盼未孕的急切和备孕准备的焦虑所困扰，使备孕成为精神枷锁和刻意的任务。只要备孕爸妈放松心情，保持心情愉悦，小天使自然会如愿降临！

Chapter

1

心情好，"好孕"来得快

　　造人需要放松心情，过度关注怀孕这件事，更加不容易受孕。如果备孕了好久还是怀不上，除了夫妻要做一些相关身体检查外，还要注意放松心情、消除不安、卸下负担。只要备孕爸妈身体健康、不焦虑、不抱怨，放下压力，宝宝就会不经意地到来。

别让心理负担挡住宝宝的到来

　　当一对夫妇真的准备做父母时，或许还会有很多的思想负担、担心甚至害怕。比如，该怎样孕育一个健康的宝宝？宝宝该怎么抱？怎么给宝宝洗澡？如何给宝宝穿衣？怎样和宝宝一起玩？这些问题看起来既具体又琐碎，它往往会让备孕爸妈不知所措，甚至有可能会让备孕爸妈开始怀疑自己——怀疑自己能否做称职的父母。

　　正是这些担心，会给备孕爸妈带来压力和紧张，以至于造成受孕困难。其实，备孕爸妈无须担心，哪一对父母没有第一次呢？哪一对父母又都后悔成为父母呢？只要备孕爸妈充满爱和自信，就一定能够战胜和克服这一系列困难。放松和信心——这便是成功孕育生命、做成好父母的最重要的保证。

轻易断定自己不孕，更难有"好孕"

　　备孕妈妈应该了解，不是做好一切准备就一定能顺利怀孕的。有研究发现，一般婚后性生活正常，1个月怀孕率是25%，5个月达40%，8个月达75%，婚后1年有90%以上的夫妻可以怀孕，婚后2年以上没怀孕的才会被诊断为不孕。由此看来，备孕几个月没怀上是很正常的，千万不要轻易判断自己不孕。否则不良的心理暗示，更容易造成心理负担，不利于怀孕。医生一般只会建议备孕1年以上还没有成功的夫妻到医院做全面检查，接受医生的生育指导。

消除内心不安，有助于顺利受孕

在整个备孕期间，备孕爸妈往往会为即将发生的孕育过程产生担忧和内心不安。因为，在整个妊娠期，备孕爸妈不仅要遇到从未遇到过的生理和心理问题，还会在这个过程中产生担忧，彼此间还会发生分歧，比如："孕育过程会有哪些危险？""孩子生出来会不会健康？""有了孩子影响夫妻关系怎么办？"等等，如果这些问题一直困扰备孕爸妈，而双方又疏于沟通，就会对双方造成身心重负，进而引起内分泌紊乱，造成受孕困难。

要想顺利受孕，备孕爸妈就需要及时沟通，消除担忧和不安。比如，备孕爸妈在准备要孩子后，一方面可以共同阅读一些有关科学育儿的书籍，了解孕产知识；另一方面可以进行合理分工，准爸爸负责准妈妈孕期的生活照料和健康维护，准妈妈负责营养保健和孕期胎教，不要让担忧和不安影响受孕，只有良好的心境才能帮助备孕爸妈创造出爱情的结晶。

排除不良情绪，提高受孕概率

影响受孕的因素有很多，比如流产、疾病、年龄、环境、烟酒等因素，其中情绪也是影响受孕的一大因素。很多研究表明，女性不孕和不良情绪有着莫大的关系。在备孕期间，如果备孕妈妈长期处于焦虑紧张的不良情绪当中，很容易引起内分泌失调，影响卵巢功能，不仅会让月经不正常，而且排卵也会不正常，导致受孕概率下降很多。所以，备孕妈妈不仅要有健康好体质，还要调整好心态，培养良好情绪，做好充分的生理和心理准备。

1.调节孕前情绪。备孕妈妈的孕前情绪和心境状态对能否受孕有重要影响，孕前女性的心理难免会存在一定的波动，这时一定要学会自我调节。因为有心理准备的备孕妈妈和没有心理准备的备孕妈妈相比，前者的受孕顺利得多、妊娠反应也会轻得多，而孕前生活轻松愉快、家庭充满幸福和温馨，未来的宝宝也自然更加活泼健康。

2.创造和谐心理环境。备孕妈妈的心理环境常常起伏较大，为了创造和谐的孕前心理环境，准爸爸一定要多关注妻子的心理状态，作为丈夫要从心理上体谅妻子、照顾妻子，当妻子情绪波动大的时候，丈夫要引导对方摆脱不良情绪的干扰，让怀孕前的生活平静而有趣味性，让妻子在良好的氛围、放松的心情下受孕、孕育宝宝。

3.不要让未孕影响了夫妻感情。怀孕应该是夫妻双方巩固爱情的纽带，而不能成为弱化夫妻感情的导火线。夫妻双方除了要对宝宝的到来保持积极的期待外，还要注意不能因为一时未孕而相互责怪、影响夫妻感情，这样产生的不良情绪会导致怀孕更加不容易。所以，备孕爸妈面对暂时未孕的挫折时不妨试着改善一下心情，只有培养良好的情绪，才能够增加受孕的概率。

学会放松心情

备孕过程往往不是马上就能成功的，而对于一直希望快点怀孕的备孕妈妈来说，放松心情很重要。我们不妨来学习一下如何在备孕期间放松心情，解除心理负担。

1.常常大笑。经常大笑是一种心情愉悦的表现，大笑能够让自己的情绪放松，能够减轻自身的压力，让自己在健康的情绪状态下自然受孕。

2.打盹。学会在一切场合，如家中、办公室、走廊甚至汽车里打盹，只需几分钟就会使你精神振奋。

3.散散心，散散步。散步是最能让人放松的运动。在天气好、空气清新的时候散步，不只是享受太阳浴和轻微运动，同时还能让心情愉快起来。

4.放松式呼吸。舒适地坐在安静的地方，紧闭双目，放松肌肉，默默地进行一呼一吸，以深呼吸为主。

5.听着舒心的音乐入眠。午睡的时候听点轻柔的音乐能让心情更加舒畅。这样休息40～60分钟，体力就能够得到恢复。有音乐不仅心情会变好，而且也能够让备孕妈妈心绪平静，好好睡一觉。

6.大声唱喜欢的歌。唱歌会使整个人放松。哼歌或是到卡拉OK唱歌都能改善心情，消除紧张情绪。

7.找件自己喜欢做的事，发展兴趣。投自己所好，做自己喜欢做的事也是一种很好的放松方式。练习书法、绣十字绣，哪怕是玩游戏，只要不让自己过于劳累，任何让自己高兴的事都可以做。备孕爸妈们可以培养对各种有益活动的兴趣，并尽情地去享受。

8.适当地宣泄情绪。喜怒哀乐是人之常情，但要适当表现，不能过分、过久。遇到烦恼，找知心朋友倾诉一下，把想说的说出来，可以使心情平静下来。同时要学会发泄情绪，发泄的对象、场合和方法要适当，避免伤害到别人。

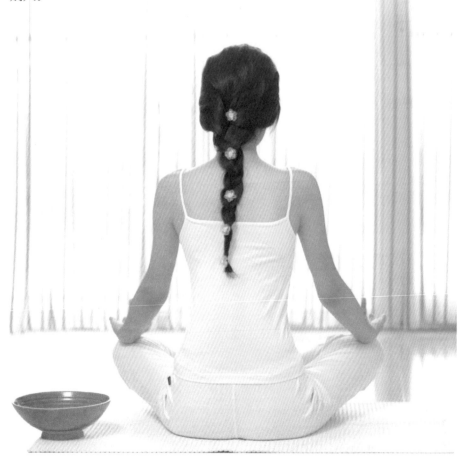

紧张是备孕的大忌

　　一些夫妇计划要孩子前，常常会去医院做产前咨询，并且做全面的孕前检查，得知一切正常后开始认真备孕。丈夫开始戒烟、戒酒，妻子提前3个月开始服用叶酸，每月都计算哪天是排卵期，严格按时间安排性生活，精神高度紧张，生怕错过机会，排卵期一过又开始焦急地等待结果，心情很忐忑，虽然备孕工作尽心尽力，但往往还是持续了好几个月也怀不上，屡屡失败，真是"压力山大"。

　　其实，备孕爸妈不知道，正是紧张影响了他们的"好孕"。

精神紧张会导致不孕

　　心情不好、精神紧张常常会导致内分泌失调，当精神紧张时，机体会发生应急反应，肾上腺素和去甲肾上腺素释放增加，使得体内儿茶酚胺浓度增加，下丘脑和垂体合成的许多激素增加，这些激素的变化会影响下丘脑－垂体－卵巢性腺轴功能，引起女性内分泌失调，出现月经紊乱、卵巢排卵障碍，影响卵巢性激素的分泌，导致不孕。同时紧张也会造成子宫和输卵管发生痉挛性的收缩，子宫颈分泌发生异常，这些变化都不利于精子通过宫颈、输卵管，从而也会导致不孕。

　　而对于男性来说，在不良的精神状态下，会直接影响神经系统和内分泌功能，使得睾丸生精功能发生紊乱，精液中的分泌液、尿道球腺液、前列腺液等成分也会受到一定的影响，对精子的存活非常不利，进而影响精子质量；而且过度紧张还会出现阳痿、早泄、暂时的性功能障碍，从而在很大程度上降低了受孕成功率。

所以想要生个健康聪明的宝宝，备孕爸妈无论身体还是精神方面都要做好充足的准备。根据现代心理学和人体生物钟理论，当人体处于良好的精神状态时，他的精力、智力、体力、性功能等方面都是最佳的，这个时候的精子和卵子质量也是最高的。如果在此时受孕，胎宝宝的素质也好，有利于优生。

相反，如果备孕爸妈经常处于忧郁、紧张等精神状态下，或者因着急怀孕而整天忧心忡忡、精神焦虑，不仅会使受孕的成功率降低，而且为不孕四处求医治疗的效果往往也不理想。有趣的是，当他们不再纠结生育这个问题时，却往往意外怀孕。这充分说明，心情放松会促使内分泌恢复正常。解除了造成不孕的因素，自然就能够受孕了，可见精神因素也可以导致不孕。

孕前多烦恼，干扰顺利受孕

孕育宝宝对女性来说是一次全新的洗礼。怀孕前，备孕妈妈既会产生期待和渴望的心态，有时也会有焦虑、不安的情绪，如果这种焦虑无法排解，那么时间长了便会感到抑郁，例如常会产生一些莫名其妙的失落感、压抑感、恐惧感，遇事容易发怒、焦虑、惊慌、悲伤等，这不仅影响自身健康，而且会对顺利受孕产生一定的干扰。

同时，备孕爸妈在孕前的心理状态还会影响到日后孩子的性格。有抑郁倾向的父母孩子也容易抑郁，因为当人们处于不同的情绪之中时，大脑会分泌出许多种化学物质，这些物质会影响精子和卵子中特定的基因表达，从而影响下一代的孕育和成长。因此，想要宝宝拥有良好的性格，千万不可忽视孕前的心理问题，如果有抑郁倾向最好尽快处理。

要缓解孕前忧郁的症状，就需要备孕妈妈及其家人共同努力，及时调整心理状态，排除一些导致忧郁产生的因素，做到轻装上阵，全身心地接受角色转换。备孕妈妈自身也要及时调节自我情绪，放松心情，比如进行短途旅行、参加户外活动、做瑜伽等；或约上几位好友，一起吃饭聊天，吐露心声；或在情绪失衡时听听舒缓音乐、看看欢乐电影，微微一笑是对新生命最好的呵护。此外，还要提醒备孕爸爸们，要关注妻子的心理变化，看到妻子唉声叹气、情绪不佳时要帮助排解。如果妻子情绪得不到缓解，最好带妻子到医院或心理咨询室接受专业治疗。

尽情享受性爱有利于受孕

当备孕爸妈做好一切准备想怀孕时，急迫、紧张的情绪往往会让他们心里只想着这么一件事，失去了夫妻生活的浪漫感觉，殊不知，尽情地享受性爱更有利于顺利受孕。当备孕爸妈双方精神愉快、心情舒畅时同房，更易使卵子受精，受精卵也更易于着床，胎宝宝的素质也好。备孕爸爸还要重视妻子的感受，并使妻子获得房事满足感，这对于孕育一个健康宝宝也很重要。

消除对怀孕和分娩的紧张心理有助于优孕

从少女到妻子，从为人女到为人母，这些变化都是女性一生中必然经历的过程。想当母亲，也是成年女性正常的心理渴求。但孕育健康宝宝又是一个漫长而艰辛的过程，作为女性，自然要经历一个从怀孕、妊娠到生产、哺育的全过程。备孕期间，备孕妈妈面对角色即将转换时产生的种种担忧心理，一定要注意调节，只有保持平和良好的情绪，才能有助于优孕。

♛ 年轻女性要消除恐惧心理

很多年轻的女性想当妈妈，但对怀孕却抱有紧张恐惧的心理，她们的恐惧往往有以下几种。

恐惧之一：怀孕会使身材和容貌发生变化吗？

事实证明，只要产前、产后坚持认真锻炼，体形很容易恢复，有些女性怀孕后的容貌反而比以前更加姣好。

恐惧之二：分娩生产时会非常疼吗？

分娩时的疼痛只是暂时的，只要与医生密切配合，就会减轻痛苦，顺利分娩。

恐惧之三：我有能力带好孩子吗？

谁也无法成为一个完美的母亲，而从孩子的立场来看，只要能够陪伴孩子一起成长就是好母亲。你可以通过杂志书籍补充养育知识，另外，与有经验的妈妈多多交流也能帮助你丰富育儿知识。

👑 大龄女性应消除心理压力

现在，女性生育的年龄大大推迟，不少女性成了大龄产妇，有的甚至成为高龄产妇，大龄女性承受的心理压力会更大，她们往往会有下面一些疑虑。

疑虑之一：以我的年龄是否可以顺利度过孕期？

一个健康的大龄准妈妈，除了染色体基因变异发生的可能性会高一些外，其他各方面的状况都和其他年龄段的准妈妈没有太大的差异，而且大龄准妈妈顺利进行自然分娩的成功率也在不断增加，所以大龄准妈妈无须有太多担心。

疑虑之二：大龄产妇生出的孩子会不会健康？

只要在孕前做一份充实的备孕计划，做好孕前检查，避免做不利于胎宝宝发育的事情，大龄女性和其他年龄段的女性一样可以生个健康、活泼的孩子。

👑 职场女性要克服恐慌心理

随着就业压力的增大，很多职场女性面对激烈的竞争不得不推迟"造人计划"。当想要孩子时，生孩子的压力和工作的压力常常令职场女性精神紧张，进而出现内分泌失调和月经紊乱的状况，于是严重影响了女性的正常排卵，大大降低了受孕的概率，甚至不少白领女性怀疑自己得了不孕症。其实，职场女性备孕时只要缓解工作压力、释放紧张情绪，就能让自己在轻松、愉快的氛围中"好孕"到来。

越焦急，越不容易怀上

孕前要做好充分准备，计划怀孕当然是很好的事情，但也不可忽视心理状态，只有调节好心情，保持乐观开朗的精神状态，才有利于孕育宝宝。不过有些备孕妈妈情绪比较敏感，希望自己尽快怀上宝宝，却迟迟未能如愿，那是因为这种过度的焦急与关注心理会引起生理激素水平的一些变化，反而影响正常受孕。

焦虑情绪会加重不孕

有一些备孕妈妈备孕很长时间了，还是没有怀孕，就怀疑自己得了不孕症，十分紧张。由于盼子心切，加上周围的压力，她们往往病急乱投医，甚至沉迷于民间验方，却没有到医院进行系统检查，结果越焦虑紧张就越难以怀孕。大量的临床资料也证明，精神过度焦虑、心理发生障碍，往往会导致内分泌功能紊乱、排卵障碍，形成越想怀孕越难以怀孕的局面。

如果长期认为自己不孕，还容易形成不孕心理障碍，心理障碍严重的话，还会让原本可以怀孕的身体在自己的消极对待中真正成为不孕。所以，备孕妈妈要明白很多"不孕"只是暂时的，不必为此而焦虑自卑，重要的是放松心情，解除焦虑，否则形成心理障碍后，更加不易怀孕。

如果备孕妈妈心理压力过大、情绪焦虑、盼子心切，就会导致体内激素发生变化，进而可能出现一系列的假性怀孕症状，比如内分泌紊乱、月经推迟等，甚至还会出现恶心、呕吐等怀孕假象。如果不及时到医院检查，停经4～6个月后可能还会自觉出现"胎动"，继而脂肪肥厚、腹部隆起，完全呈现出怀孕的现象，但并不是真的怀孕。

假性怀孕会导致体内激素发生变化，造成无法真正受孕，你的备孕计划也只能相应延后。因此，在备孕期间，备孕妈妈调节心理状态、避免假性怀孕也很重要，如果感觉有孕一定要到医院进行正规检查以便确定。

排解焦虑，还要找到适合自己的方式

1.怀孕是个自然过程，不要和他人比较。生育是一个自然的过程，而且要孩子一定是两个人的事，不能看到别人有孩子了，自己就觉得也应该生孩子。一旦有了宝宝生活就会有很大的改变，所以一定要做好心理准备，如果没有准备好强迫自己要孩子，那对自己对家庭都是不负责的。周围的朋友都怀孕了，自己还没有妊娠，这种压力是潜在的，面对这种压力，备孕爸妈一定要多沟通、多理解对方，安排好自己的备孕计划。

2.通过旅游缓解压力。轻松惬意的生活容易使心情平静，会增加受孕概率。中医认为，不孕的病因中有一条叫做"妒妇不孕、肝郁不孕"，即心情不好、紧张焦虑的女性是很难怀孕的。所以，备孕爸妈可外出度假，使双方放松心情，但是不建议在旅途中妊娠。

3.通过运动来调节心情。通过运动可缓解焦虑的情绪，让自己平心静气面对问题。通过做瑜伽、做健身操、骑单车等运动来强身健体，不仅可以增加受孕的机会，还可以放松心情、转移注意力。

4.家人的理解和关怀，可以帮助备孕爸妈消除焦虑。暂时未孕的夫妻很需要家人的关心，但是过度关心却会加深他们的焦虑情绪。备孕期间家人和朋友要适度地关心年轻夫妻，但不能太过度、太刻意。这种过度的关爱，反而是一种无形的压力。

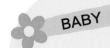

角色分配，尽早坐到桌边讨论

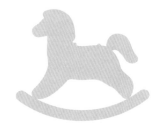

　　每一对第一次生育孩子的备孕爸妈都不可避免地会为孕育宝宝、抚育宝宝的过程中出现的各种问题发生冲突，如果备孕爸妈心理准备不足，一旦到了情绪激动、难以对话的地步，再坐下来解决彼此的分歧就很难了。备孕爸妈要达成某种妥协，不如尽早坐到桌边，共同讨论、解决问题。

进行角色分配

　　夫妻双方在家庭生活中的角色定位是不同的，丈夫常会为钱的问题而辗转反侧，妻子则可能会为不停地操持家务、孕育孩子而深感疲惫。如果生活中无法回避这些问题，备孕爸妈彼此又有不同想法，更没有解决问题的好办法，就需要备孕爸妈及时沟通，进行角色分配了。否则，反复的争执不仅会招致恶劣情绪进而影响受孕，还会在有了宝宝后激起夫妻之间更大的冲突，让夫妻感情受到损伤。

　　具体地说，就是要安排好各自在生活中的角色，比如，谁主要负责家庭生活的经济来源，谁主要负责养育孩子和料理家务等。

尽早坐到桌边讨论

心理治疗专家给出了下面一些讨论方法，应该有助于备孕爸妈探讨有了孩子后会产生的忧虑：

◇讨论之前，彼此分别将各自要谈的问题列出来，以免将各自认为重要的事宜忘掉，不要回避难以启齿的问题，这些问题正是备孕爸妈首先要谈的话题。

◇在比较冲动时或易受打搅时不要谈，再没有什么比中途有事离开及骤然而起的争执更让交谈者心烦意乱的了。

◇别指望毕其功于一役。备孕爸妈们可能会发现，正在谈的话题往往能引出新的话题。这时，你们不妨先想一想新问题，一个问题一个问题地解决。有时，需要分几次谈才能真正解决问题。

◇谈话应和谐。因为你们彼此相爱，而且正在谈小宝宝的到来会给你们的生活带来的爱和欢乐，所以应该始终保持良好的谈话心情和情绪。

◇做好记录。如果就某一困扰双方的难点达成了协议，那就把它记录下来，以后发生争执时便可做参考，这样可以避免日后对同一问题反复争执。

◇小心对待来自家人和朋友们的建议。有的建议对于别人来说是解决问题的锦囊妙计，对你们则可能是招致灾难的导火索。所以，你们要仔细想一想，权衡一下这些建议是否符合你们的具体情况和利益。

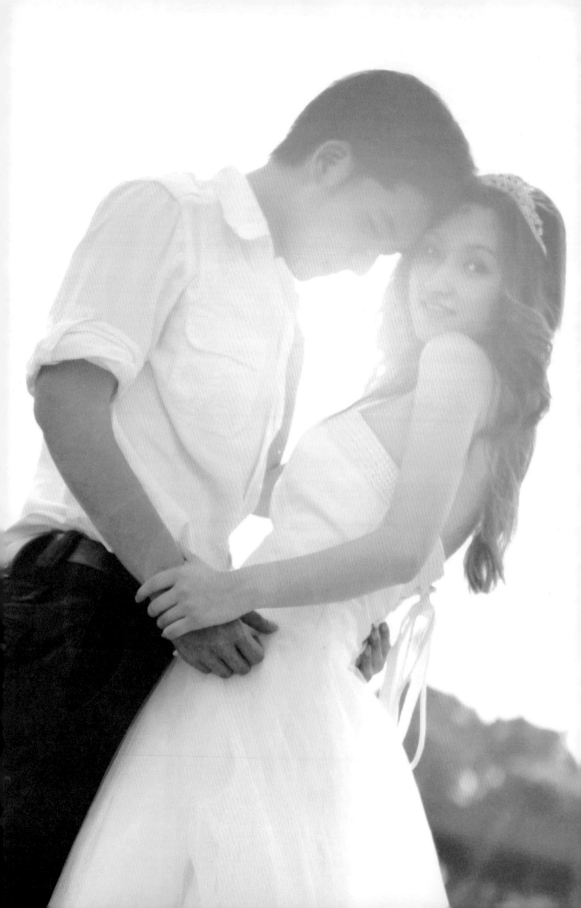

07

找准排卵期，
轻松提高受孕率

现在一切已经准备就绪，就等待在妻子排卵期孕育一个生命了。别紧张，千万不要给自己订个时间表，那只会使受孕更难。正常情况下，女性生理会按照一定的规律周期性地发生变化，每个月的生理周期可以划分为月经期、排卵期和安全期，备孕妈妈只要掌握了这些变化规律，就能找准排卵期，在放松的心情下成功受孕！

Chapter

1

月经周期法

备孕妈妈都希望找准排卵期来提高受孕概率，那么排卵期是怎么算的呢？有哪些办法可以计算排卵期呢？

关于排卵期的基础知识

到了正常生育年龄的女性，卵巢一般每月只排出一个卵子。从原始卵泡发育到成熟卵泡并排卵，约需14天时间，其间会经历一系列复杂的生理生化反应，在这个过程中卵泡中的特殊细胞会分泌雄性激素和雌性激素，雌性激素调节子宫内膜的周期性变化，就形成了月经周期。

卵子排出后可存活1～2天，精子在女性生殖道里可存活1～3天，受精多在排卵后的24小时之内，超过3天精子即失去了与卵子结合的能力。因此，在排卵前2～3天和排卵后1～2天同房，就有可能受孕，这个时期叫易孕期。女性的排卵日期一般在下次月经来潮前的14天左右。为了保险起见，我们将排卵日的前5天和后4天，连同排卵日在内共10天称为排卵期，其余除月经期以外的时间称为安全期。

测算排卵期的主要方法

目前，测算女性排卵期的方法有许多种，一般来说，比较常见的有五种，分别是月经周期法、基础体温法、排卵试纸检测法、B超监测法、观察宫颈黏液法。这些方法各有优缺点，有的准确率高但是操作复杂，有的方法操作简单准确度也相对较高，下面来看看这些方法的优缺点对照。

测算排卵期方法优缺点对照表

测算排卵期的主要方法	优点	缺点	适用人群
月经周期法	①计算方便；②准确率高；③实用性强	①需要知道月经周期长短；②要求月经规律	月经周期规律的女性
基础体温法	①操作简便；②不需要知道月经周期；③实用性强	①要测量的天数多，需要每天坚持；②只能测出已排卵	生活作息有规律的女性
排卵试纸检测法	①操作非常简便；②可预测即将排卵；③实用性强	①需要连续测试一周左右；②测试结果不是简单的"有"或"无"	大部分女性
B超监测法	①准确率最高；②可监测排卵的详细情况	①得上医院，操作麻烦；②不能一次测出结果，要测好几次	部分患病女性
观察宫颈黏液法	①操作简便；②不需要准备别的东西；③实用性强	①一般需要观察3个月才能掌握自身规律；②可能会引起卫生问题	大部分女性

★幸"孕"星：日常生活中，推算排卵期最简单的方法是公式推算法，可以根据以往12个月以上的月经周期记录，大致推算出排卵期，推算公式如下：

以往最短周期天数－18=排卵期的第一天

以往最长周期天数－10=排卵期的末一天

👑 月经周期法的具体方法

女性生理会按照一定的规律周期性地发生变化，月经周期是指前次周期的第一天（也就是前次月经开始时出血的第一天）与下次月经周期的第一天之间的时间，你先要测一测你的周期是多少天。这需要你坚持测试几个月，掌握规律——如果你的月经周期很有规律的话。当然，如果你的周期有点波动也完全是正常的，比如，6月份的周期是29天，7月份的周期是30天，8月份的周期是28天，平均算下来就是29天一个周期。一般来说，一个周期在21～35天之间都算正常。

虽然整个月经周期的时间长度不是固定的，但从排卵到下次月经的时间基本是一样的，大约为14天。假如你测定了几个月发现你的月经周期基本稳定，周期是29天，并且假定这个周期继续不变，那么你就可推测你大概是在周期的第15天排卵；如果周期是31天，则你大概会在周期的第17天排卵。也就是平均周期数减去14天，就是你大概的排卵日。

一般情况下，周期正常的女性从月经的第一天往前推14天即为排卵日，排卵日前5天，后4天，加上排卵日当天，共10天，为排卵期，排卵期和月经期以外的日子被称为安全期。安全期又分排卵前安全期和排卵后安全期，从月经结束那天到排卵期开始的前一天的那段日子为排卵前安全期，从排卵期结束后的第一天到下次月经来潮的前一天为排卵后安全期，排卵后安全期比排卵前安全期更安全。

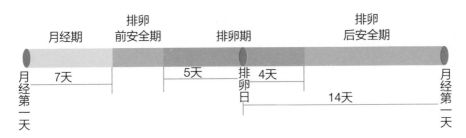

比如，以月经周期30天为例，这次月经来潮的第1天在4月15日，那么下次月经来潮是在5月15日（4月15日加30天），再从5月15日减去14天，则5月1日就是排卵日。排卵日及其前5天和后4天，也就是4月26日至5月5日这10天为排卵期。

★幸"孕"星：用这种方法推算排卵期，首先要知道月经周期的长短，也就是说要根据有规律的月经周期，才能算出排卵期，所以这种方法一般适用于月经周期规律的女性。

Chapter

2

基础体温算法

　　有些女性生理周期不是很有规律，月经有时候会提前有时候会推后，这些女性往往较难用月经周期来推算排卵期。那么对于月经周期不规律的女性，应该怎么找自己的排卵期呢？

女性体温会随月经周期发生变化

　　对于月经周期不太规律的女性，用基础体温曲线来找自己的排卵日是一种比较实用的方法。所谓基础体温是指清晨醒来，身体保持安静，没有饮食、运动，心情也处于平静状态时的体温。

　　在月经周期中，基础体温以排卵日为界限呈周期性变化。在月经结束后及卵泡期基础体温较低，排卵后因卵巢有黄体形成，称为黄体期，此时分泌的黄体素作用于下丘脑体温调节中枢，可使体温上升0.3～0.5℃，一直持续到月经前1～2天或月经第1天，体温又降至原来水平。从低温期过渡到高温期而成为分界点的那一天，基础体温会特别低，以这一天为中心的前后2～3天是排卵期范围，易受孕，即易孕期。基础体温上升4天后可肯定已排卵，此时至月经来潮前的这段时间是安全期。如果掌握了这个规律，就可以很好地指导避孕及受孕。

基础体温的测算方法

　　基础体温的测算方法是，每晚临睡前将水银温度计甩到刻度下，放在枕边随手可以拿到的地方，次日醒来，不活动不说话，拿起温度计，放在舌下，含测5分钟。应从月经的第一天开始测量，将逐日测量的体温记录下来做成一个基础体温表。也可以到医院购买一张专门的基础体温表格，按说明将体温一一标上。在一个月经周期内，可以将每日测得的基础体温连成线，若排卵则呈双相曲线；若无排卵，基础体温无上升改变而呈单相曲线。正常排卵的女性，体温升高后会持续12～14日，然后迎来下一个月经周期。

　　由于人的体温会因为一些原因而变化，所以在测定时，必须有正常的生活规律，每天测量时间要大致相同，而且至少应综合三个月的基础体温测量表才能准确得出自己的排卵期。可别小看这张表格，它可以用来指导避孕与受孕，协助诊断妊娠，协助诊断月经失调。下面所列是反映几种不同情况的女性基础体温变化曲线图（以正常月经周期28天为例）。

♛ 有正常排卵的基础体温曲线图

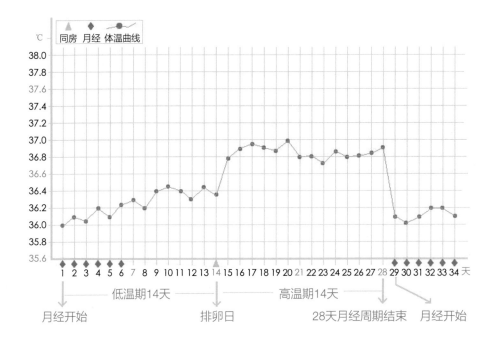

上图表示的是正常月经周期28天，基础体温曲线呈现标准的高低温两相变化。从月经开始到排卵日，低温期14天；排卵后持续高温14天，直至下一个月经周期到来。

准备怀孕的女性朋友们，在第14日及其前后2天同房会比较容易受孕。另外，每个备孕妈妈的月经周期不一定是28天，所以观察到的基础体温曲线图会有差异，关键是要清楚自己的低温期、高温期，找准排卵期，合理安排同房日期，成功怀孕！

♛ 已经怀孕的基础体温曲线图

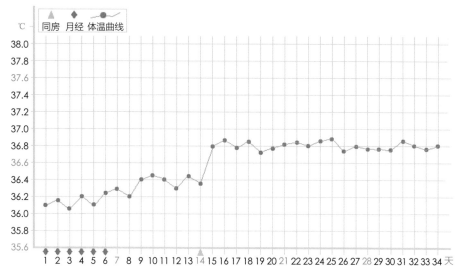

上图为已经怀孕的基础体温曲线图，高温从第15天持续到第34天，已经持续20天。一般来说高温持续超过16天就是怀孕的征兆。

♛ 疑似早期流产的基础体温曲线图

下图为疑似早期流产的基础体温曲线图，高温从第15天到第34天持续了20天之后降温，这一般是早期流产的征兆。女性如发现有这样的基础体温，应及早到医院就诊，查明原因。

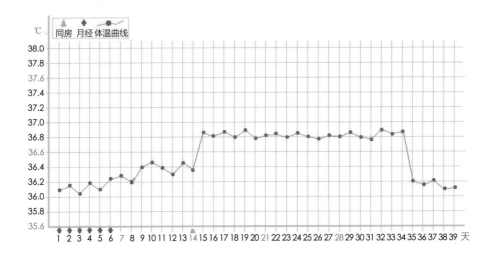

♛ 没有排卵的基础体温曲线图

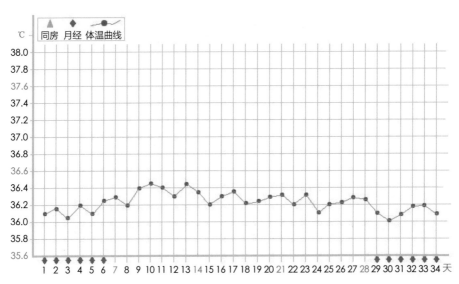

上图为没有排卵的基础体温曲线图，持续低温，没有高温期，没有形成高低温双相变化，如果测量发现如上图所示，需要到医院就诊，检查是什么原因造成没有排卵，以便对症下药，及早治愈。

测量基础体温时的注意事项

测量基础体温的原则，就是早晨醒来后尽可能不要活动身体。清醒后应该避免立刻去上厕所、洗脸或刷牙，也不可以为了找寻体温计而挺起上半身。就算未做出这么大的动作，只是躺在被子中伸懒腰或打呵欠、翻身，或是与睡在旁边的丈夫说话等，都会使体温产生微妙的变化，影响测量的结果。

精神状态对体温也有影响。例如即使身体静静地躺着，可是前一天和丈夫吵架，清醒时仍然觉得焦躁，或为了工作而感到烦恼时，体温也会上升。人类的体温受精神的影响很大，测量基础体温时，不只是身体，连心情都要保持平静，这一点非常重要。

日常生活的小变化也要记录在体温表上。保持身心的平静虽然必要，可是在几个月内，想要平安无事，每天都保持同样的状态还是不太可能。此外，有一些急事或不可避免的疾病出现时，要在基础体温表的备注栏中详加记录，可以把日常生活的变化附记下来，比如夫妻性生活的日子、月经来的日子、每天起床的时间等。牙疼、头痛、感冒、睡眠不足或是睡眠较浅等都会使体温上升，所以最好也记录下来。也许你会忽视一些小事，然而正是这些小事有可能使你前段时间的努力化为泡影。

★幸"孕"星：基础体温必须要在经过6小时充足睡眠后，醒来尚未进行任何活动之前测量并记录，任何特殊情况都可能影响基础体温的变化。如果生活不规律，处于加夜班、出差、失眠、情绪变化、患病等情况下，就不能用这种方法判断排卵期了。

排卵试纸检测法

对大多数女性来说，用排卵试纸测排卵是一种比较简便可行的方法，学会正确地使用排卵试纸，可以让你轻松"好孕"。

排卵试纸测排卵的原理

女性排卵前24～48小时内，尿液中的黄体生成素会出现高峰值，排卵试纸就是通过检测尿液中的黄体生成素的峰值水平，来预知是否排卵的。女性如果即将排卵，用排卵试纸自测时，结果就会显示为阳性。

月经周期规律的女性，下次月经来潮时间前推14天为排卵日，一般从月经周期第11天开始测试，连续测定6天；月经不规律或者不正常的女性，则一般在月经干净后第三天开始测。如果试纸上两条杠一样深或第二条杠比第一条杠还深，就说明你将在24～48小时内排卵。应每天定时检测，当将要出现接近高峰值的颜色时，应每隔几小时测试一次直至检测出黄体生成素峰值。

★幸"孕"星：需要提醒的是，并不是每个女性均在月经中期排卵，测试6天期间可能都没有出现阳性结果。部分女性有时受环境、情绪及劳累影响，可能会提前排卵。

排卵试纸的使用方法

1.用洁净、干燥的容器收集尿液，一定不可使用晨尿。

2.收集尿液的最佳时间是早10点至晚8点。

3.尽量采用每一天同一时刻的尿样。

4.收集尿液前2小时内应减少水分摄入，因为稀释了的尿液样本会妨碍黄体生成素高峰值的检测。

5.持测试纸将有箭头标志线的一端浸入尿液中，约3秒钟后取出平放，10～20分钟后观察结果，结果以在30分钟内阅读的为准。液面不可超过MAX线。

6.最好是在月经干净后的第三天开始测。一直到测到两条杠一样深或第二条杠比第一条杠还深，说明你将在24～48小时内排卵，在排卵前3天（精子等卵子时）至排卵后3天（卵子等精子时）内同房都有怀孕的可能。

7.如果发现试纸颜色在逐渐转强，就要增加测的频率，最好每隔4小时测一次，尽量测到强阳，抓住强阳转弱的瞬间。排卵一般发生在强阳转弱的时候，如果发现快速地转弱，说明卵子要破壳而出了，那就要抓紧时间了！

排卵试纸怎么看

1.出现两条紫红色线，下端线（检测线）比上端线（对照线）明显浅，表示尿液中黄体生成素尚未出现高峰值，必须持续天天测试。

2.出现两条紫红色线，上、下端线（对照线、检测线）颜色基本相同，或下端线（检测线）比上端线（对照线）颜色深，表示你将在24～48小时内排卵。

3.只出现一条紫红色线（对照线）于试条上端，表示无排卵。

排卵试纸使用注意事项

1.女性在使用排卵试纸前，首先需要确定自己的月经周期。多数女性的月经周期在28天左右，一般误差不超过5天。若你的月经周期天数少于27天或多于40天，应询问医生的意见，以确定能否使用排卵试纸。

2.口服避孕药的女性需停药两个月后，才能使用排卵试纸。因为避孕药会抑制促黄体生成激素分泌，使试纸不显色或显色偏淡，导致测定结果不准确。

3.正患内分泌系统疾病如卵巢囊肿的女性，或正在服用激素、类固醇药物的女性都不宜使用排卵试纸。

Chapter
4

B超监测法、观察宫颈黏液法

在所有测排卵的方法中，B超监测法是目前最为准确的一种，B超监测排卵可以做阴道B超，也可以做腹部B超。阴道B超测排卵更为准确。

B超监测法准确率高

目前国内各大医院使用阴道B超检查观察卵巢的大小，测定卵泡的大小，推定排卵期是什么时候。卵泡一般情况下约2~3毫米，接近排卵日时会逐渐增大，在排卵日的前2天可达到18毫米，排卵当天会增大至20毫米以上。观察日如果正好是排卵日，有时甚至可以在超声波上看到卵泡破裂。由此可见，利用阴道B超检测排卵是最直接、最准确的方法。首先，你可以利用月经周期法预测一个大致的排卵日期，在接近排卵日的某一天进行B超监测，观察卵泡大小，并求助于医生。如果卵泡刚形成或还很小，可以每隔2天进行一次B超检查，监测卵泡增大速度，当卵泡接近成熟、大约有16毫米左右时，可以每天都检测，甚至一天检查2次，直至卵泡成熟。待卵泡破裂排出卵子后，超声波可以在盆腔内发现少量积液，证实排卵成功。如果能配合基础体温、宫颈黏液算法等方法，基本可以非常准确地判定排卵日，这样你的受孕概率会大大提高。

★幸"孕"星：B超监测法可以非常准确地测出排卵日，不过大多数情况下，生理周期正常的女性并没有特别的必要去做这项检查，因为B超监测卵子并不是做一次就行了，一个月需要连续做好几次，程序比较烦琐，还可能因此影响心情，导致正常排卵受到干扰。

有些女性要用B超监测排卵

1.内分泌失调的女性。内分泌失调的女性中最常见的是多囊卵巢综合征患者，多囊卵巢综合征患者想怀孕的话，最好用B超监测排卵情况。

2.免疫性不孕的女性。比如抗精子抗体很高的女性，这种女性通过药物治疗后，最好用B超监测排卵，准确掌握排卵日，提高受孕概率。

3.患有月经不调、月经紊乱的女性。排卵不规律的女性也可以通过B超监测了解卵子的发育情况，一般从月经开始后的第8天至第10天起，通过B超监测卵泡的发育。

★幸"孕"星：怀孕本来是一个很自然的过程，刻意进行人为干预是不科学的，往往越着急越可能怀不上。建议想做B超监测排卵的女性，一定要到正规医院，最好找固定的医生监测，当医生从某个角度观察到一个优势卵泡时，下次再从同一个角度去监测这个卵泡的发育情况会更好，不同的医疗机构、不同的医生得出的判断都可能出现差异。

观察宫颈黏液法

宫颈黏液是覆盖在女性宫颈口的黏液，它是一种屏障，可阻止细菌由阴道进入到子宫内，从而防止感染。通过观察宫颈黏液测定排卵期的依据是，宫颈黏液和女性月经周期的变化是同步的，不到排卵期时，宫颈黏液较黏稠，精子难以穿越它进入宫腔，从而减少了受孕机会；排卵前，宫颈黏液发生急剧改变，变得稀薄、水分增加，精子很容易就能穿越宫颈进入子宫，随即游向即将排出的卵子，实现受精。

区分两种不同的黏液状态方法很简单：先把手洗干净，找个舒服的姿势以便你能将小指和中指缓缓地伸入阴道，触摸宫颈。然后把手指抽出来，将粘在指尖的黏液缓缓地拉开观察。通常情况下，黏液呈黏稠状，就表明接近排卵的日子了；黏液如果变得很有韧性、可拉出很长的丝，表明就要排卵了，此时是同房的最佳时机。

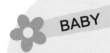

BABY

当身体出现这些变化时，排卵期就到了

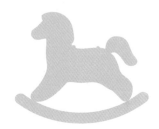

在女性的生理周期中，不仅仅在月经期会有一些身体变化，到了排卵期，女性同样也会产生情绪和身体上的种种变化。下面我们就去了解一下这些变化。

食欲下降

研究表明女性在排卵期的饭量是一个生理周期中最低的，专家指出这是人类的自然本能保留至今的结果——排卵期的雌性动物会将更多的注意力放在寻找异性繁衍生息而不是放在寻找食物上。

精力旺盛

这也是遗传自人类的自然本能，为了能够成功地吸引异性，排卵期的女性会变得神采奕奕，爱表现自己。

性欲高涨

女性在排卵期的性欲会比较旺盛，这是女性希望怀孕的身体信号达到最高值的体现。

肛门坠胀或一侧下腹痛

成熟的卵子从卵巢表面排出要冲破包裹卵子表面的一层薄膜的滤泡，冲破后滤泡内的少量液体就会流入盆腔的最低部位，女性会感到肛门有轻度下坠感，同时也可有一侧下腹轻痛。

阴道分泌物增多

女性排卵前阴道分泌物少、黏稠且不透明；随着排卵期的临近，阴道分泌物逐渐增多，呈稀薄乳白色；至排卵期，分泌物量明显增多，并呈水样透明清亮，女性会感到阴部潮湿滑溜，用手纸擦时会有鸡蛋清样的条状黏液。这种阴道分泌物增多一般持续2～3天，是女性最易受孕的时间。

排卵期出血及体温上升

卵巢兼管着女性内分泌激素的分泌，因此排卵前后由于体内雌激素分泌量的波动，可能会引起少量子宫出血，称为排卵期出血。排卵后孕激素的分泌可使体温略有升高，如能坚持每天清晨测量基础体温，就能根据体温的变化，寻找出自己的排卵日期。

排卵期行为和情感也会出现微妙的不同

在排卵期内，除了身体会发生一些变化外，女性在行为、情感上也会出现与平时微妙的不同。其实，女性所做的每件事都和女性特质有关，只不过很多女性并没有意识到。比如，这段时期女性最有创造性，在这几天里，女性大脑是最活跃的，这是因为随着体内雌激素水平的升高，人的认知能力也随着升高，职场女性还可以把重要的会议和谈判都安排在这段时间进行，你的反应比平时更快，工作效率更高；排卵期这几天女性对男性更有吸引力，因为此时女性会散发出更加迷人的气息，往往也会令男性更加着迷。这些变化备孕妈妈应该掌握，这样才能处理好自己的身体和情感，更好地安排备孕计划。

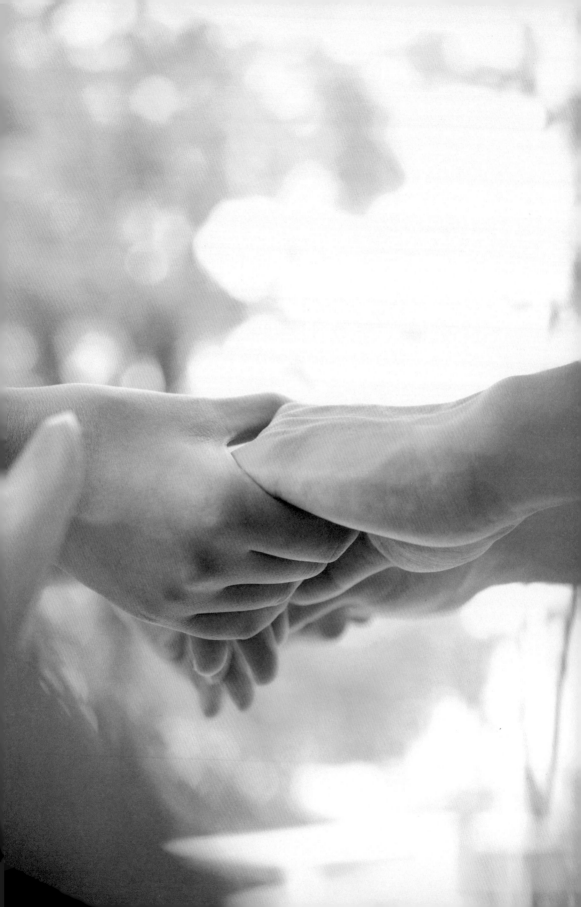

PART

08

用用这些方法，
精子与卵子结合更容易

受孕是一个精密的、充满了巧合的生理过程。首先卵巢排出健康的卵子，同时精液中含有正常活动的精子，精子与卵子必须在输卵管内结合形成受精卵，这一步完成之后受精卵必须被安全送到子宫中，而这个时候子宫内膜必须已经发育成熟且适合受精卵着床发育，受孕才算完成。这样一项复杂精密的"工程"，只有夫妻携手创造最佳的受孕时机，才能保证孕育一个健康的宝宝。

Chapter

1

受孕讲究天时地利人和，
时机到了"好孕"自来

受孕需要每一个环节串联起来，环环相扣，缺一不可，所以，精子和卵子成功结合需要"天时、地利、人和"。备孕爸妈如果选择在晴暖温和的时日里、在安适温馨的地点、在健康愉悦的心情下同房，那样怀孕后就能使胎宝宝更健康、更聪明、更俊美。

天时——受孕的最佳时刻

♛ 在最佳生育年龄受孕

男女最佳生育年龄应为男性26～30岁，女性25～29岁，因为这个年龄段的男女生理系统已经完全发育成熟并且处在最活跃的阶段，精力也最为旺盛，所产生的精子和卵子的活跃度比较高，能够最大限度地避免流产和其他不良反应的发生。

所以提醒各位备孕爸妈，怀孕时间不要一缓再缓，从而错过了最佳生育年龄。因为随着年龄的增长，人的生育能力会不断下降。而且错过最佳生育年龄之后，精子与卵子的质量下降，出现胚胎畸形的概率会增高。

♛ 选择最佳受孕季节受孕

一般来说，最佳受孕季节为春夏之交。这是因为经历了冬春的营养储备期，备孕爸妈身体素质都较好。尽管由于初夏天气开始炎热，备孕妈妈的胃口可能不佳，会导致部分营养的吸收不足，但若此时怀孕，胚胎尚处于萌芽状态，对营养所需较少，不至于因妊娠反应而影响胎宝宝发育。

等到胚胎进一步生长发育，尤其是怀孕3个月时，各类瓜果蔬菜、鱼肉禽蛋大量上市，这就为准妈妈和胎宝宝获得各种营养创造了有利的条件，更为胎宝宝在大脑形成期（受孕第3个月）的营养需求提供了保证。

等到了严寒的冬季和乍暖还寒的初春等容易感冒的时节，胎宝宝生长已超过3个月，能平安度过致畸敏感期。等到婴儿呱呱落地时，就接近气候宜人的春天了。

此外，经历了夏、秋等季节的孕期，准妈妈还能得到良好的日照，可在阳光中获得足够的维生素D，从而促进妊娠期间对钙的吸收，有利于胎宝宝骨骼的发育。

♛ 找准排卵期"一击即中"

为了在最佳时间段受孕，备孕爸妈一定要找准排卵期，从而"一击即中"。备孕妈妈要有健康的生活习惯、平和的心态、良好的身体素质，更要掌握排卵受精知识，才能以更轻松愉快的心情迎接小宝宝的来临。同时，备孕爸爸也要多配合备孕妈妈的生理期规律，如此才能事半功倍。

♛ 选择一天中人体机能最佳时刻受孕

人体的生理现象和机能状态在一天24小时内不是一成不变的，而是不断变化的。身体变化有一定的规律，一般而言，上午7~12点，人的身体机能状态呈上升趋势；下午13~14点，人体机能进入白天里的最低时刻；傍晚17点再度上升，晚上23点以后又急剧下降。科学家普遍认为一天中的晚上20~22点这段时间是同房受孕的最佳时刻。除此之外，同房之后女方长时间平躺睡眠有利于精子游动，可增加精子和卵子结合的机会。

★幸"孕"星：避开不宜受孕的时刻：①发生宫外孕或者流产之后短时间内不宜受孕；②停止服用避孕药6个月之内不宜受孕；③大病初愈或久卧病床时不宜受孕；④身体极度疲劳，或过度体力劳动及脑力劳动后不宜受孕；⑤情绪激动之时，如争吵、暴怒、悲伤和恐惧时不宜受孕；⑥新婚期疲劳、饮酒过度、性生活过多或过少的情况下不宜受孕；⑦正在治疗生殖系统疾病期间不宜受孕；⑧有不良的生活习惯、还未调整过来的时候不宜受孕；⑨如果接触过放射性物质和剧毒性物质，需要脱离有毒环境后一个月以上受孕比较妥当。

地利——受孕的最佳环境

最佳受孕环境应该力求舒适安静和空气新鲜等，最好避免旅途受孕。

1.整洁清爽的环境。在整洁清爽的环境下同房受孕，不仅有利于精子和卵子的结合着床，还有利于胎宝宝的发育成长。

2.熟悉的环境。在熟悉的环境中，备孕爸妈会感到更加安心，能更好地放松自己的心情，而良好的情绪也是影响优生的一个重要因素。所以建议备孕爸妈最好选择在家中同房受孕。

3.安静的环境。在安静的环境中同房，备孕爸妈能更好地集中注意力，性生活更协调，从而提高受孕成功率。

★幸"孕"星：受孕最好避开自然界发生剧烈变化时的环境，比如太阳磁暴、日食、月食、雷电交加之类的环境。因为这种环境会引起人的情绪发生波动，影响精子和卵子的活力。而且此时有些环境会产生强烈的X射线，使精子和卵子受到辐射，所以是不适合受孕的。

人和——备孕爸妈的身心要做好准备

最佳受孕时间是指排卵前后较为短暂的日子，这段时间有一些特别的条件。备孕爸妈在这段时间里身心都要有充分的准备，及时抓住时机受孕，有利于优孕。

👑 备孕爸妈要做好身体准备

一般来说，我们建议：①选择在备孕爸妈身体健康良好的情况下受孕；②选择在备孕爸妈情绪饱满、心情舒畅的情况下受孕；③选择在能合理安排好营养、为生育提供充分的物质基础的情况下受孕；④选择在未饮用烈性酒、减少吸烟或戒烟戒酒的情况下受孕。

★幸"孕"星：备孕爸妈要注意，受孕前三个月如果患有任何不适合怀孕的病，比如结核病、肝炎、肾炎、心脏病、甲亢、肿瘤等，备孕妈妈就应取消怀孕计划。另外，在这些不宜受孕的病症痊愈之后三个月内也不宜受孕。受孕前三个月备孕爸妈要停止那些不良的生活习惯，比如抽烟、酗酒等，也最好不要使用对性激素有刺激性的护肤品和药物。从事化学行业或者处于有放射性物质工作环境的一方应该暂时调离工作岗位。

👑 备孕爸妈要做好心理准备

要使受孕在"人和"的情况下进行，除了备孕爸妈要做好身体准备外，还要做好心理准备。最基本的就是要保证在双方心情愉悦、都有性需求的情况下进行性爱。在此过程中丈夫要注意妻子的反应，力求双方都达到高潮，而不是只有一方在享受。为了促进高潮，使夫妻双方都能享受性爱的美好，可以有意识地制造浪漫温馨的环境以增加情趣。

Chapter

2

选择最好的体位，
让精子更顺利进入子宫

在现实生活中，每一对夫妻都有自己的性生活习惯，也有自认为最舒适的性交体位以及最佳的性交姿势。其中，有些体位有利于精子通过阴道、比较容易地通过宫颈，是有助于受孕的体位。备孕爸妈要懂得并掌握好这几种体位，以便尽快怀上宝宝。

让地球重力来帮忙

怀孕的原理是精子和卵子结合，所以要给精子创造最有利的条件，使它能顺利地游至输卵管。女性在性生活后采取正常平躺姿势时，一般都会有液体从身体中流出，这是正常现象，并不用担心会影响受孕。

可以利用地球重力来延长精液在阴道的存留。如果体力允许，备孕妈妈在性生活后可把双腿朝空中举起，如果体力不支，也可以把双腿举起靠在墙上；或者也可以在性生活时，采取男方在上、女方在下的传统体位，但躺下来的时候千万别忘了在臀部下方塞一个枕头，使下半身处在倒置的位置，这样同样可以利用地球重力，延长精液在阴道的存留，从而让精子有更多的机会更快地到达子宫。

传统方式更容易受孕

性生活时总是保持男上女下的体位似乎是件很乏味的事，但这却是女性受孕的最佳体位。采取这种体位时，位于上方的男性一次次的冲刺能更深更近地触到女方宫颈，等于无形中帮助精子得以更快更容易地找到卵子并与之结合。对女方而言，平躺仰卧的姿势方便精液射在宫颈口周围，当宫颈外口浸泡在精液中时，精子就更容易进入子宫。而男方在最后冲刺的时候，尽量接近阴道深处射精，也是使精子路程缩短的方法。

★幸"孕"星：女性为了强健骨盆肌肉，可以适当做一些自由体操运动。灵活有力的骨盆肌肉不仅能使妻子在性爱过程中更加享受，而且也能让丈夫感觉更刺激。当然，最重要的是更易受孕。

有助于受孕的体位

有助于受孕的体位一般有两种，分别是男上位式和后进入式。

男上位式的好处：男方和女方可以面对面，这样女方在下平躺仰卧，双腿分开，双膝微弯，有利于男子将精液排到阴道深部——阴道穹隆部，使整个子宫颈外口都能接触到精液。当宫颈外口浸泡在"精液池"中时，精子就会主动进入宫颈口，为迅速进入宫腔、到达输卵管并与卵子结合创造了最佳条件。

男上位式的具体方法：男上女下的体位就是女方躺在床上，屈曲双腿，大腿分开，男方趴在女方两大腿间进入。同时，为了增加受孕机会，女方可以用枕头适当垫高臀部，形成一个"人工槽"，防止精液外流，并使精子更顺利地通过阴道进入子宫。

后进入式的好处：由于男方进入更深，精液可以更好地沉积在宫颈附近，为精子进入子宫内创造了条件，提高了精卵结合概率。

后进入式的具体方法：后进入式也就是女方头面朝下俯卧，用双膝支撑或用枕头支撑，男方从女方的后面进入。对于子宫后位的女性来讲，后进入式是更合适的受孕体位。

★幸"孕"星：无论采取上述哪一种姿势，都建议男方射精后尽可能把阴茎多停留在阴道中，以使更多的精子到达宫腔；女方则持续保持姿势不要大动，如果是仰卧姿势最好保持20~30分钟，以帮助精子通过宫颈和子宫。此外，还可以轻轻将阴唇闭合，以防精子流失。

别让不利的体位和生活方式干扰受孕

♛ 不利于受孕的体位

有一些体位不利于精子通过阴道到达宫颈，尽管也不是绝对不能受孕，但至少不利于妊娠，建议备孕爸妈不要采取这些体位。

一般说来，立位是最不容易受孕的同房姿势。因为性生活时女性生殖器官下垂，阴道口开放，立位同房结束后绝大部分精液会流出体外，受孕概率是极低的。其次，坐位的同房姿势的受孕机会也是比较小的，原理也是一样的。

♛ 不利于受孕的生活方式

有的夫妻为了增加乐趣，喜欢在性生活中采用一些自己喜欢的方式。比如夫妇共浴，这种方式并不利于受孕。因为热水会增加男性体温，对精子不利。如果长期在性生活前洗热水浴，就等于给阴囊增加了温度，使阴囊处于高温状态下，这样会破坏精子生成的最佳温度，影响正常精子的产生。

还有的夫妻讲究卫生，女方会在性生活前冲洗阴道，其实这种方式不利于受孕。灌洗液会改变阴道的酸碱度，不利于精子存活，经常进行阴道灌洗的女性，受孕机会会明显减少。所以，在性生活前可进行淋浴，但不要冲洗阴道，而且尽量不要在较高水温中洗澡。

此外，不管何种体位，为了避免性交后精液外溢，减少怀孕的机会，性交后不宜立即排尿。应养成良好习惯，最好于行房事前排解小便。

★幸"孕"星：如果女性发现下体有异味，并发现排液增多，就表明可能发生了阴道感染。应该赶快去医院治疗，治愈了感染会更有利于受孕。

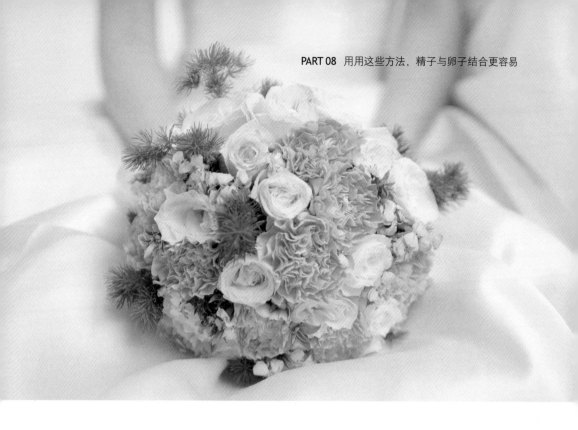

👑 性生活时间过长的危害

性生活时间持续过长，不利于夫妻双方的健康。性生活时双方的性器官处于高度充血和密切接触中，如果时间过长，不仅易引发女性月经紊乱，还易引发男性前列腺炎等，直接影响精液的成分和精子活力。而且时间过长的性生活，会使人体消耗过多的精力和体力，容易出现精神倦怠、体力下降等不适，影响精子和卵子的活力，形成质量不高的受精卵。

当然每一对夫妇身体状况及所处环境都不相同，每次性生活到底多长时间合适并没有一个确切标准。一般来说，性生活时从双方性兴奋开始到性高潮结束，正常持续时间是5～20分钟，以不影响第二天的工作和生活为宜。

👑 经期性生活会直接导致不孕症的发生

经期是女性生殖系统防御能力最差的时候，此时过性生活男性生殖器会把细菌带入，导致盆腔炎症，造成输卵管堵塞，引起不孕；而且，此时过性生活会导致经血顺着输卵管逆流到盆腔，引起子宫内膜异位症，导致不孕症的发生。

经期同房时，如果精子在子宫内膜破损处与溢出的血细胞相遇，甚至进入血液，则可诱发抗精子抗体的产生，从而导致免疫性不孕不育症。所以，经期性生活百害而无一利。

备孕爸妈要有规律的性生活

备孕爸妈要想有一个健康的宝宝，一定要有健康、规律的性生活，同时应避免性生活过频或不当。

♛ 性生活过频反而不易受孕

当有些夫妻想要宝宝时，有意识增加性生活的次数，认为这样可以尽快怀孕，但结果往往适得其反。男人在一次射精之后，一般需要5~7天才能使具有生育能力的精子数量恢复正常，而夫妻性生活频率过高，就会导致精液量减少和精子密度降低，使精子活动率和生存率显著下降，受孕的机会自然就降低了。

同时，过频的夫妻生活还可能导致女性免疫性不孕。这是因为，对于能够产生特异性免疫反应的女性，如果频繁地接触丈夫的精液，容易激发体内产生抗精子抗体，使精子黏附堆积或行动受阻，导致不能和卵子结合，引起女方免疫性不孕。所以，夫妻的性生活以每周1~2次为适中，在女性排卵期前后可以适当增多。性生活过频且没有怀孕的夫妻，最好暂时停止一段时间，或使用避孕套3~6个月。

♛ 性生活不规律不利于优孕

如果夫妻性生活不规律，如性交中断、手淫，或长期分居等，也不利于优孕。因为不规律的性生活会导致男性慢性前列腺充血，发生无菌性前列腺炎，造成前列腺分泌异常，直接影响到精液的成分、精子数量、精液黏稠度等，可诱发不育或精子异常。

千万别让同房变成"例行公务"

如果备孕爸妈已经决定要制造一个新生命了，那么当你们带着一种憧憬和制造生命的热望时，心理上一定感到备受鼓舞。多感受这种激动的意识吧，以这样的意识来进行亲密的接触，以亲密的接触来创造一个生命，一定会带给你们莫大的幸福感，而在这种莫大的幸福感中孕育出来的生命，一定会是一个健康的胎宝宝。请谨记，千万别让同房变成"例行公务"。

不要让性爱变得索然无味

在准备怀孕期间的夫妻生活中，备孕爸妈很容易丧失性生活的乐趣，特别是如果你们总是根据基础体温图表或排卵试纸的结果来安排性生活的话。这样一来，就算双方当时都没有激情，只要那天容易怀孕，就得进行性生活。

更糟糕的是，如果没有马上怀孕，这种性生活就会变成月复一月都要进行的传宗接代的活动。怀孕这件事会把你们折腾得根本就享受不到任何性生活的乐趣，你们之间的性生活可能会因此变成索然无味的负担。这样也会导致夫妻性生活时情绪紧张，而任何紧张情绪都会对你们的性生活造成各种负面影响，包括性冲动降低和性生活次数减少等，这些都对怀孕不利。

建议备孕爸妈在非排卵期也进行正常的性生活，因为这段时间你们脑子里想的就不会只是怀孕生宝宝了，容易找回性生活的乐趣。用你们以前喜欢的方式取悦对方，可以是法式长吻，可以是按摩，也可以是随性的性生活。花点时间重燃你们之间的激情火花，所有这些事情都会让你们的关系重新亲密起来。尽情地享受性爱吧，淋漓尽致的性爱不仅能让你脸上绽开心满意足的微笑，还能大大提高你尽快怀孕的概率。

★幸"孕"星：如果积极准备怀孕，而且性生活有规律，大多数备孕爸妈都能够在一年之内成功怀孕。关键之处就在于性生活要有规律。同时记住一点，不要让自己满脑袋都是怀孕，就能让性生活的乐趣更多。

让爱充满激情

在愉悦的心情下进行性生活，性感受就更美妙，受孕的机会就更大。而且，彼此的性感受越美妙，爱情的关系就越牢固，夫妻也就越放松。最后，快乐的性生活不仅成为制造生命的美好见证，而且也成为夫妻加强情感联系的神奇纽带。备孕爸妈要充分利用一个个美妙的时刻，让性生活充满激情。

1.随心所欲带来激情。你们尽可以在柔情蜜意中，期待一次爱的降临，只要是在家里，就可以让随心所欲的性生活把你们带入身心的激荡中。

2.寻求浪漫带来激情。如果浪漫能把你们的激情点燃，那么你们为什么不出去晚餐一次呢？在烛光中说些情话，在月光下相互依偎，手牵着手回家，再共同洗个淋浴，随后撒上香水、穿上一件性感的内衣，然后……

3.缠绵带来激情。这时，你们千万不要急着开始，你们要多准备些甜言蜜语，让一句接一句的情话撩拨爱人的心房，让期待延长些、再长些……

4.体贴轻柔带来激情。带着爱和激情开始吧，但是不要忘了，此时一个体贴的深度拥抱可能会在瞬间掀起对方的热潮，一会儿轻柔的爱抚或许会点燃双方的欲望……

5.全心奉献带来激情。在你们期待已久的时刻，在你们一直憧憬着的时刻，赶快用尽你所有的爱和方式让对方感受更大的快乐吧。在你们的精心准备和尝试中，你们一定会迎来期待中的高潮……

6.爱意浓浓带来激情。性生活后再拥抱一会儿，再说说情话，会让缠绵的爱意绵绵不断。

★幸"孕"星：即使你们再想要孩子，也不要把每一次性生活的情绪弄得很紧张，紧张会干扰卵子受精。最好的办法是，还原成自然心情下的你们，不要去想受孕的事情，放松点会增加受孕的机会。

用爱抚增加受孕机会

性生活中丈夫的爱抚，不仅可以增强夫妻感情，点燃夫妇双方的性欲，还可以通过爱抚让妻子尽快兴奋起来，让备孕妈妈在性生活的愉悦和高潮中增加受孕的机会。

妻子阴道的湿滑有利于受孕。湿滑的阴道有利于精子的进入，使它泳动得更快，自然也有助于受孕。在性生活中，丈夫要帮助妻子很快进入性冲动，最好使其阴道产生大量的液体。所以，让妻子尽快达到性兴奋是每个丈夫都要去努力做的事情。

妻子在高潮中易受孕。女性达到性高潮时，比较容易受孕。这是因为，妻子性高潮时子宫内出现正压，性高潮之后急剧下降呈负压，精子易向内游入宫腔；妻子由于性兴奋，子宫位置升起，使宫颈口与精液池的距离更近，有利于精子向内游入；女性阴道正常呈酸性，pH为4～5，不利于精子生存活动。性兴奋时，阴道液增多，pH升高，更适合精子活动。有研究还发现，性高潮时子宫颈稍张开，这种状态可保持30分钟之久，为精子大开方便之门，此时的子宫位置几乎与阴道形成直线，可避免精子走"弯路"。

女性不能达到性高潮的影响因素包括种种精神因素、夫妻性生活的协调性与技术问题。正常性爱过程中出现性高潮时，子宫和阴道括约肌强烈收缩，将有助于精子的上行，有人形容这种收缩像一种强烈的"吸吮"，会协助精子进入宫腔之内并移行至输卵管受精。而性欲减退、达不到性高潮的妇女，则缺乏这种协助精子运动的收缩活动，从而会影响受孕过程。让妻子达到性高潮不是一蹴而就的，我们建议，丈夫在准备开始性生活的当天就应该有所"设计"，比如，安排一顿浪漫的晚餐、送妻子一束鲜花、耳边的蜜语、含情脉脉地邀约……进入正式环节，在对妻子爱抚时要有良好的交流，主动吻她或让她主动引导，做最能激发她情绪的行为，使她在双方性器官接触前得到最大的满足，接下来，就等待她的性高潮来临吧。

Chapter

4

要想宝宝优，
把握好人体生物钟规律受孕

人体生物钟又称生物节律，它是生物生命活动的内在节奏性。生物通过它感受外界环境的周期性变化，并调节自身生理活动的步伐，使其在一定的时期开始、进行或结束。人体生物钟理论是科学研究人员根据人体生理变化规律总结出来的理论，包括生理、心理、行为和形态结构等不同变化。

生物钟理论

生物钟理论认为，每个人的身体内都有生物节奏，并按照一定的规律周而复始地呈周期性变化，其中对人体影响比较大的有体力节奏、情绪节奏和智力节奏。一般说来，在这些节奏的高潮期，人们常常体力充沛、情绪高昂、思维敏捷，若在这时怀孕，优质细胞能参与受精形成胚胎，就有可能生出一个身体健康、智力水平高的孩子；反之，如果在这些节奏的低潮期，人们常常疲劳无力、情绪低落、反应迟钝，若在这时怀孕，不健全的生殖细胞参与受精形成胚胎，就有可能生出一个身体虚弱、智力较低的孩子。

找出备孕爸妈生物钟节律高潮时间

一般来讲，体力节奏周期为23天，情绪节奏周期为28天，智力节奏周期为33天。每一种生理节奏都有高潮期、临界日及低潮期。临界日是指每个周期最中间的那一天，也就是低潮与高潮的临界时间。临界日的前半期为高潮期，后半期为低潮期。如果备孕爸妈能在三个节奏的高潮期时间里受孕，孕育出的孩子往往身体健康、智力较好。

人体生物钟节律表

余数	体力（X）	情绪（Y）	智力（Z）	余数	体力（X）	情绪（Y）	智力（Z）
0	0	0	0	17	-100	-62	-10
1	27	22	19	18	-98	-78	-28
2	52	43	37	19	-89	-90	-46
3	73	62	54	20	-73	-97	-62
4	89	78	69	21	-52	-100	-76
5	98	90	81	22	-27	-97	-87
6	100	97	91	23	—	-90	-95
7	94	100	97	24	—	-78	-99
8	82	97	100	25	—	-62	-100
9	63	90	99	26	—	-43	-97
10	40	78	95	27	—	-22	-91
11	14	62	87	28	—	—	-81
12	-14	43	76	29	—	—	-69
13	-40	22	62	30	—	—	-54
14	-63	0	46	31	—	—	-37
15	-82	-22	28	32	—	—	-19
16	-94	-43	10				

人体生物钟节律周期计算实例

我们举一个实例来说明。小王生于1982年11月6日，现在要推算自己2009年10月14日的生物钟节律值。首先，根据"总天数=365.25×周岁＋生日到计算日天数"的公式这样计算：1982年11月6日至2009年10月14日共计26周岁315天，所以总天数为365.25×26＋315=9812天。然后，再根据"余数=总天数÷生物节律天数"的公式，小王的3个节律分别如下：体力节律（X）：9812÷23=426天余14，查生物节律计算表（见上）显示，体力节律值为－63，为低潮期。情绪节律（Y）：9812÷28=350天余12，查生物节律计算表显示，情绪节律值为43，为高潮期。智力节律（Z）：9812÷33=297天余11，查生物节律计算表显示，智力节律值为87，为高潮期。最后，得出结论：2009年10月14日为小王的情绪节律和智力节律的高潮期，但是体力节律的低潮期。

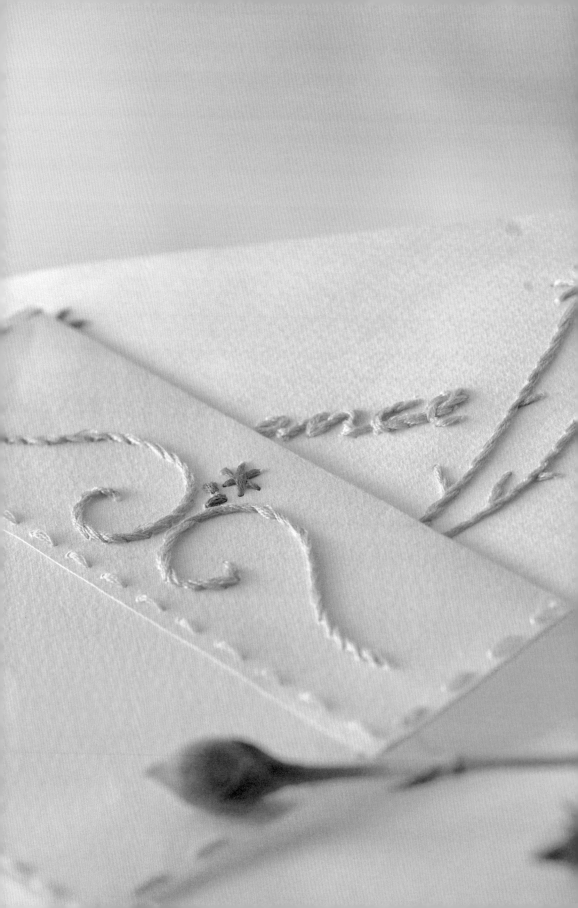

09

不孕不育不可怕，
排除问题照样也能成为"中队长"

备孕了很久，宝宝一直没来报到，许多夫妻为此苦恼不已。面对不孕症，有些夫妻选择逃避，但是逃避不仅解决不了问题，还会给家庭生活蒙上一层阴影，带来负面影响。其实，经过积极诊断治疗，排除问题，不孕不育的夫妻照样能"一击而中"成为"中队长"！

Chapter
1

这些都有可能让你不孕不育

夫妻同居1年以上,性生活正常、未采取避孕措施而不孕的称之为不孕症。不孕症分原发性和继发性两种,从未受孕者称原发性不孕,曾有生育或流产又连续1年以上不孕者,为继发性不孕。

在不孕的夫妇中,由女性原因引起的占2/3,由男方原因引起的占1/3,患不孕症的妇女约占已婚妇女的10%。想要孩子的夫妻只有及早发现不孕并进行有效的治疗,才能为顺利受孕扫除障碍。

受孕的必备条件

卵子和精子是孕育生命的保证。

女性能排卵是受孕的首要条件。每个妇女有两个卵巢,每月通常排出一个卵子,卵子排到盆腔内被输卵管伞端吸入输卵管内。如月经周期为28天,排卵的时间大约在月经周期的第14天,即距离下次月经来潮的前14天。女性排卵是否正常受到全身健康状况、精神状态及外界环境变化的影响。

男性的精子质量是孕育生命的重要保证。精子的质量如何,如液化时间、精子数量、精子形态及活动能力是否正常,是能否成功孕育生命的重要方面。精子排出后可存活48小时,性生活时间应当安排在排卵日前后。

女性子宫颈正常也是成功受孕的保证。女性子宫颈黏液在排卵期会变得清亮,精子借此才能钻入到子宫颈黏液中,并储存于子宫颈内,一批批游向子宫腔内。如果子宫颈有炎症存在的话，则子宫颈黏液会很黏稠，精子不易进入。

女性输卵管通畅，蠕动能力正常，盆腔内无粘连，才能保证受孕。输卵管伞端可以搜集盆腔液中的卵子，精子和卵子在输卵管壶腹部结合，受精卵一边分裂成多个细胞，一边沿输卵管向宫腔运行，约3天后进入宫腔，此时称为早期囊胚，其体积与受精卵相同而无增大。

此外，胚胎是否能继续发育成长，取决于胚胎自身的生活能力、子宫内膜能否分泌足够的营养。如子宫内膜有炎症或既往有炎症，尤其是子宫内膜有结核病变形成疤痕，则会变得犹如贫瘠的土壤，胚胎不能着床。

夫妻双方不孕不育的诱因

女性不孕诱因复杂。女性生殖系统结构的复杂使得不孕的诱因也比较复杂，精子与卵子结合中的任何一个环节出现问题，都会导致受孕失败。对于女性来说，如处女膜过厚、阴道横隔、双子宫、子宫发育不良、输卵管堵塞等异常都会导致不孕的发生；其次，卵巢功能异常，如卵巢发育不良、多囊卵巢、卵巢囊肿、黄体功能不全等也会导致不孕；如果下丘脑、垂体、肾上腺等内分泌器官出了问题，卵巢将无法按时正常地排卵，也会影响受孕。

此外，各种女性生殖系统感染也是引起女性不孕的重要原因。致病微生物所引发的阴道炎、宫颈炎、盆腔炎等，以及患者生殖系统的局部组织发生充血、水肿、渗出，都会影响精卵正常结合，导致不孕。

生活习惯影响男性生殖健康。虽然在不孕不育患者中女性占的比例较大，但也不能因此而忽视男性因素。男性除了自身的一些疾病（如甲状腺疾病、生殖道炎症等）可影响生育能力之外，喜欢穿紧身牛仔裤、长期骑车、洗澡水温高等习惯也会损伤生殖器官；另外，缺少锌、硒等微量元素也可影响精子的活力。

除了上述介绍的一些不孕不育原因外，还有一些其他不利于受孕的因素。如夫妻双方缺乏性生活的知识，或过分焦虑及精神紧张可造成不孕；还有一种易被忽略的原因，那就是精液内多种蛋白作为抗原在女性生殖道内（主要在宫颈上皮内）产生了免疫反应，继而在女性血液中或生殖道局部产生抗体，对精子产生凝集或制动作用，从而造成不孕。

★幸"孕"星：一般来讲，不孕和不育都表明婚后女性不能生育，但严格来说，不孕和不育不是一回事。不孕是指育龄期女子婚后夫妇同居1年以上，男方生殖功能正常，未避孕而不受孕的疾病；不育则是指婚后夫妇同居2年以上，女方生殖功能正常，未避孕而不受孕的疾病，属男科疾病。

女性不孕的常见生理原因

♛ 排卵障碍

女性排卵障碍最主要就是由卵巢功能紊乱引起的。下丘脑－垂体－卵巢间内分泌平衡失调可以导致不孕；精神紧张或过度焦虑、严重的营养不良、缺乏维生素A、缺乏B族维生素和维生素E、体内脂肪含量过高、患有某些慢性疾病如先天性卵巢发育不良、患有卵巢功能早衰和多囊卵巢等都可影响卵巢激素分泌及排卵。

♛ 输卵管因素

输卵管炎症引起输卵管堵塞，以及子宫内膜异位症引起输卵管粘连扭曲或挛缩等均可影响精卵结合。

♛ 子宫因素

子宫发育不良、子宫内膜结核、子宫腔粘连、子宫内膜息肉、卵巢黄体功能不良等，都会影响受精卵着床。

♛ 子宫颈因素

正常情况下，排卵期子宫颈黏液会增多，而且会变得清亮透明以利于精子通过。而慢性子宫颈炎、子宫颈息肉、子宫肌瘤会阻塞子宫颈管，影响精子穿过而导致不孕。

外阴、阴道因素

处女膜闭锁、阴道横隔、先天性无阴道等先天畸形，会影响性生活，当然也会影响受孕。严重阴道炎症会减低精子活动力，并缩短其生存时间，从而影响受孕。

人工流产导致不孕

很多女性不孕是由不当人工流产手术导致的。虽然人工流产是一种小手术，但频繁无度、操作不当会导致一系列并发症或后遗症，如子宫穿孔、不孕症等。

男性不育的常见生理原因

生殖器官感染

男性生殖器官感染致病菌后，炎症的存在会影响性腺的正常分泌，导致生精功能下降，并使精子的形态改变、活力及存活期下降，从而失去使卵子受精的能力，导致不育。绝大多数患者会出现急性睾丸炎、附睾炎、前列腺炎、尿道炎及生殖器官结构异常等症状。

精索静脉曲张

指精索的蔓状静脉丛扩张，会使睾丸的血液回流受阻，温度上升，代谢紊乱，加上有害物质不能及时排出，会导致睾丸生精障碍，造成少精、精子畸形及活力下降。

内分泌功能障碍

内分泌功能障碍有下丘脑、垂体功能异常及甲状腺功能减退等，均可引起促性腺激素分泌异常，影响睾丸功能而导致不育。

性功能障碍

包括勃起功能障碍、早泄、性欲减退及射精障碍等，这是导致不育的重要原因。勃起功能障碍是指阴茎不举或不坚，不能插入阴道完成性交。而不射精或逆行射精，是指纵使性交完成也没有足够的精液进入阴道，不能实现精卵相遇并结合。

♛ 生殖器官发育异常

可造成阴茎插入阴道困难，精液不能正常射入阴道内，从而导致不育。常见的有阴茎缺损、小阴茎、大阴茎、尿道严重下裂等。另外，睾丸的发育异常也会导致精子生成障碍。

不孕不育21步排查法

这是现在医学上检测不孕不育致病原因最科学的方法，它从各个环节进行排查，通过这些步骤能第一时间发现疾病，从而对症下药。

♛ 女性11步排查

卵巢：卵巢是生产卵子的地方，卵巢发育不良、发生炎症、有囊肿等均可影响卵子的生成和发育，导致不孕。

子宫：子宫是孕育宝宝的摇篮，受精卵要在这里着床，并发育成胎儿。很多女性因为宫腔炎症、子宫内膜异位症、子宫发育不良等问题，导致不孕。

输卵管：输卵管是输送卵子的唯一通道，也是精子与卵子结合的地方，由于输卵管发生炎症、粘连、阻塞等导致不孕，是女性不孕症的主要病因之一。

宫颈口：这是精子进入子宫的第一关口，如果这里发生肿瘤、炎症、糜烂或其他感染，会造成宫颈堵塞、变形等，使得怀孕失败。

阴道与尿道：阴道、尿道如果发生炎症，则炎症细胞和病原体会直接或间接影响精子，导致不孕。

排卵障碍：女性的下丘脑－垂体－卵巢轴功能紊乱、伞端粘连等各方面问题会造成排卵异常，从而导致不孕或宫外孕。

盆腔：盆腔的各种炎症、感染等慢性疾病，可造成生殖器官病变、功能失调，并影响受孕。

性激素：性激素水平异常，可引起子宫内膜发育不良、排卵障碍、受精卵无法着床等，从而导致不孕。

内分泌：甲状腺、肾上腺等功能异常，内分泌失调，可使女性发生月经不调、排卵障碍、闭经等，从而造成不孕。

免疫因素：有一些夫妻生殖器官一切正常，就是无法怀孕，通过排查，发现是产生了抗精子抗体、抗卵抗体、抗透明带抗体等不良免疫反应，这些免疫反应会杀灭精子或抑制精子与卵子结合，造成无法怀孕。

全身性因素：部分女性可由于身体弱、营养不良、流产后遗症、习惯性流产等各种原因引起不孕。

👑 男性10步排查

睾丸：睾丸是生产精子的工厂，如果睾丸发育不良或有病变，可导致不育症。

精囊、输精管：精囊和输精管是输送、储存精子的重要器官，出现炎症、粘连、阻塞等可导致不育症。

精液：少精子症、无精子症、死精症、精子成活率低和活动力差、精子畸形、精液液化不良等，是造成男性不育的主要原因。

尿道：尿道炎症或细菌、病毒感染等，会直接或间接影响精子的质量，造成不育。

附睾：附睾是连接输精管和睾丸并存储成熟精子的地方，病原体的侵蚀、炎症反应或其他疾病均可导致不育症。

前列腺：前列腺液占精液的30%，是为精子提供营养物质的重要成分。前列腺出现炎症、感染等，会使精子成活率低下、活动力差、液化不良或少精、死精等问题，造成不育症。

射精功能障碍：发生不射精、逆行射精等射精功能障碍时，精液不能从尿道口射出，从而导致不育。

性功能障碍：发生阳痿、早泄等男性性功能障碍时，精子不能正常射进女性的阴道深处，故不能怀孕。

性激素：性激素水平失调、雄性激素减少等可造成生精功能障碍，使精子不能正常产生，故可导致不育。

免疫因素：精液中的抗原物质与人体免疫系统产生不良反应，出现抗精子抗体等，可导致不育。

夫妻共同进行必要检查，积极治疗

1. 询问病史。首先要了解男女双方的结婚年龄、现年龄、健康状况、性生活情况、避孕方法及年限、孕产史、过去生殖器官及其他器官的病史，妻子有无结核病特别是腹腔结核、有无内分泌疾病等；丈夫是否有长期发烧、腮腺炎、睾丸炎、精索静脉曲张、睾丸外伤、隐睾等可能影响生育的疾病。

2. 了解月经史。了解女方的初潮年龄、周期、月经量、经血颜色、有无痛经，过去流产及分娩情况。

3. 体格检查。体格检查应注意发育状况和营养情况，尤其是第二性征发育情况。常规进行胸部透视，必要时进行甲状腺、肾上腺功能检查。

4. 妇科检查。妇科检查要了解女方有无生殖系统发育异常、炎症或肿瘤，子宫大小、位置，必要时再做其他的检查。

5. 男科检查。检查男方有无发育不良，小阴茎，包皮过长，包茎，尿道上、下裂，尿道开口异常；检查有无精索静脉曲张、精索鞘膜积液、精索囊肿等；检查睾丸大小、弹性、硬度，有无睾丸鞘膜积液等；检查附睾是否质软、表面光滑、边界清楚。若附睾体积小则为发育不良。

6. 特殊检查。如以上检查未发现异常，还可进行各种特殊检查。特殊检查主要包括以下内容：

（1）基础体温测定。对基础体温进行测定，若基础体温呈双相型，则表明该月经周期有排卵并且有黄体形成；若基础体温呈单相型，则表明该月经周期无排卵。

（2）宫颈黏液检查。接近排卵时，涂片经显微镜检查，若见典型羊齿状结晶体，表明体内雌激素达到一定水平。若排卵后宫颈黏液变稠、结晶不典型且逐渐消失，并可见黄体颗粒，表明卵巢有黄体形成，推断卵巢有排卵功能；如果经前期羊齿状结晶体继续存在，则表明只有雌激素作用而无黄体酮作用，推断不排卵。

（3）阴道脱落细胞检查。阴道上皮细胞可在卵巢激素的影响下，发生周期变化，其细胞增生的程度与雌激素水平成正比。因此，通过检查可推断雌激素水平的高低。

（4）激素的测定。对某些引起不孕症的妇科内分泌疾病进行检查时，如闭经、闭经泌乳综合征、多囊卵巢综合征、功能性子宫出血时，以及判断有无排卵时，临床常需做一些有关的激素测定以明确诊断。

（5）输卵管畅通试验。可做输卵管通液术、通气术及输卵管造影等，不仅可以达到检查输卵管是否畅通的目的，还有一定的治疗作用。

（6）性交后试验。如以上检查皆正常而仍未怀孕者，可进行性交后试验。此试验要在预测的排卵期内进行，事前2天内阴道勿用药或灌洗，禁欲5~7天。性交后平卧20分钟，在2小时内做检查。主要了解精子对宫颈黏液的穿透性能、宫颈黏液的性状、精液的状况等。

（7）宫颈黏液、精液相合试验。如精子能穿透宫颈黏液，表明精子活动能力及黏液黏性状态正常，黏液中无抗精子抗体。

（8）内窥镜检查。如3年以上不孕，盆腔检查有异常，必要时可以行腹腔镜或宫腔镜检查，直接观察子宫、输卵管、卵巢有无病变，有无宫腔黏膜下肌瘤、息肉，有无子宫畸形等，以便进一步明确不孕的原因。

★幸"孕"星：对治疗无效的不孕症，患者须去医院进一步检查，明确诊断以便治疗。如果女性不孕的原因纯粹是丈夫的因素，可以使用人工授精的方法；如果女性因输卵管结扎引起不孕，可做输卵管复通手术。总之，一定不能丧失信心、轻言放弃治疗。

Chapter
2

备孕过久，先去查查激素

备孕过久还没有动静的话，夫妻双方不要互相埋怨，而是应该互相鼓励，同诊同治，这样才有利于最快找出病因，缩短治疗时间。女方的检查要受到生理周期的限制，而且还可能有一定的创伤性，相比之下，男方检查则相对方便。不孕夫妇可以首先去医院进行激素测定，同时，夫妇还需要共同进行一些必要的检查，才能确定不孕的真正原因。

女性激素检查

一个正常女性的生育和怀孕能力与身体的激素水平有着密切的关系，如果有不孕的情况，要先到医院测定自己的激素水平，从而了解内分泌功能，诊断是否患有内分泌方面的疾病。常用的性激素六项，即对促卵泡生成激素、促黄体生成激素、雌二醇、黄体酮、睾酮、催乳素的检查，基本可满足临床对内分泌失调与否的筛查和对生理功能的一般性了解，可根据检查结果确定采取什么方法进行治疗。

♛ 性激素六项的检查内容

促卵泡生成激素：这是垂体前叶嗜碱性细胞分泌的一种糖蛋白激素，其主要功能是促进卵巢的卵泡发育和成熟。

促黄体生成激素：也是垂体前叶嗜碱性细胞分泌的一种糖蛋白激素，主要功能是促使排卵、形成黄体并促进分泌孕激素。

雌二醇：由卵巢的卵泡分泌，主要功能是促使子宫内膜转变至增殖期和促进女性第二性征的发育。

黄体酮：由卵巢的黄体分泌，主要功能是促使子宫内膜从增殖期转变至分泌期。

睾酮：女性体内睾酮的主要功能是促进阴蒂、阴唇和阴阜的发育，对全身代谢有一定影响。

催乳素：由垂体前叶嗜酸性细胞之一的泌乳滋养细胞分泌，是一种单纯的蛋白质激素，主要功能是促进乳腺的增生、乳汁的生成和排乳。

👑 检查的时间

检查性激素六项最好在月经来潮后的第2～4天，这一段时间属于卵泡早期，可以反映卵巢的功能状态，而且在这段时间检查，能更好地预防不孕不育的发生。但对于月经长期不来潮而且又急于了解检查结果的女性，则随时可以检查。做检查当天要求空腹六个小时左右抽取静脉血，一般建议早上空腹就医检查即可，检查前不要有性生活。

男性激素检查

男性不育与激素水平也有很大的关系。男性的睾丸是重要的性器官，它能产生类固醇样的物质。类固醇与人体的性器官发育和性功能有着极为密切的关系，所以叫作性激素。这种激素通过血液分布到全身，发挥生理作用。

检查的内容：临床常见的男性激素多指促卵泡生成激素、促间质细胞激素、催乳素和睾酮等。它们能够促进男性生殖器官的发育，并维持其正常状态，能够使男性肌肉强壮发达，促进男性第二性征的发育。激素水平不正常会导致不育。所以，通过检测可及早发现问题，尽早治疗。

检查的时间：激素检查对男性的要求比较少，只要没有剧烈运动，生活规律，上午8～11点空腹可随时检查。

检查时慎用药物：为了使检查结果准确，检查之前不可服用性激素类的药物，如果服用，必须在激素彻底排出体外之后检查，以避免发生误诊。

Chapter

3

有炎症，输卵管可能会堵塞

输卵管是精子和卵子结合的场所，是女性生殖系统的主要组成部分，具有输送精子、卵子和受精卵以及提供精子贮存、获能、顶体反应和受精场所等生理功能。如果输卵管堵塞不通，必将造成不孕。

输卵管堵塞的常见症状

1.月经不调。输卵管与卵巢相邻，一般输卵管的疾病并不影响卵巢的功能，对月经量的多少也没有影响，只是当炎症波及卵巢对卵巢功能造成损害时才会出现月经的异常。以月经过频、月经量过多为最常见，可能是盆腔充血及卵巢功能障碍的结果。由于慢性炎症导致的子宫纤维化、子宫复旧不全或粘连所致的子宫内膜异位症等均会引起月经过多。

2.痛经。盆腔充血可致瘀血性痛经，多半在月经前1周开始即有腹痛，越临近经期越重，直到月经来潮。

3.不孕。输卵管堵塞可致不孕。

4.其他症状。如白带增多、房事疼痛、乏力、胃肠道障碍、劳动受影响或不耐久劳、精神神经症状及精神抑郁等。

输卵管堵塞的重要原因——妇科炎症

输卵管堵塞是女性不孕的主要原因，而炎症又是引起输卵管堵塞的主导因素，其中各种妇科炎症是引发输卵管堵塞的重要原因，如久治不愈的阴道炎、宫颈炎、子宫内膜炎、盆腔炎等。这类产生炎症的病原体会不断地扩散，造成上行感染、互相感染、邻近器官感染等现象，使得输卵管炎症出现。

各种原因所致的输卵管炎症会使输卵管黏膜被破坏，形成瘢痕、粘连，输卵管管腔就会发生狭窄、堵塞、不通。以慢性盆腔炎为例，多表现为双侧输卵管炎，时间久了输卵管伞端会部分或全部闭锁，输卵管内层黏膜也会因炎症粘连，出现管腔变窄或闭锁。这样，卵子、精子或受精卵的通行便会发生障碍，导致不孕。妇科炎症是高发疾病，及时治疗对于女性来讲尤为重要，绝不可掉以轻心、置之不理。

在我国，结核性输卵管炎引起的输卵管不通是较常见的；其次，还有一些致病菌如葡萄球菌、链球菌或双球菌，经阴道、子宫颈及子宫蔓延到输卵管或盆腔，会引起盆腔腹膜炎及全身严重的感染；人工流产后引起的急性盆腔炎、输卵管炎也是屡见不鲜的；子宫内膜异位症也会引起输卵管粘连、扭曲或挛缩等。总之，有了炎症，输卵管很可能会堵塞，引起不孕。

其他原因造成的输卵管堵塞

1.性生活不洁。性交的时候，男性的阴茎上如果有致病菌，进入女性阴道里，就会发生交叉感染，造成阴道黏膜失去保护，易诱发炎症，病菌上行至宫腔，就可能影响到输卵管的健康。

2.手术感染。比如人流、上环等宫腔手术，如果消毒不严，病菌是很容易进入宫腔的，进入宫腔后会直接感染输卵管，导致堵塞或者粘连。因此做妇科手术的时候，一定要去正规的医院，规范的手术操作可以避免这一危险。

3.经期感染。月经期是女性比较虚弱的时期，子宫内膜脱落，宫腔内血窦开放，存在凝血块。如果经期调养不当，不注意个人卫生、同房等，就会导致细菌进入宫腔，感染输卵管。

4.邻近器官的炎症蔓延。最常见的是发生阑尾炎、腹膜炎时，由于它们与女性内生殖器官毗邻，炎症可以通过直接蔓延，引起女性盆腔炎症。患慢性宫颈炎时，炎症也能够通过淋巴循环，引起盆腔结缔组织炎。

★幸"孕"星：由于输卵管堵塞没有明显的症状，故该病一般是在备孕时的孕前检查、不孕不育检查中发现的。输卵管堵塞的程度、位置、性质都会对生育有所影响。目前一般是使用输卵管造影的方法检查输卵管是否通畅，大多数输卵管轻度粘连的患者在做一次造影后就可以复通，而堵塞严重的患者，则需要采用其他治疗方法。

寻求专家的手术帮助

很多输卵管堵塞患者已经反复去了不孕门诊治疗，也多次咨询了生殖专家，可是结果还是不理想。这时，你们最好去正规医院找专业人员进行相关手术。

1.手术解除输卵管堵塞。用腹腔镜能查出输卵管有无堵塞。若有可以采取外科手术治疗。

2.人工授精。有时一般的治疗和手术是不能解决不孕问题的，这时就必须采取更强有力的措施助孕。如宫内受精，就是把排出体外的精子收集起来，用导管注入到子宫腔内。再如，体外受精，就是用体外射精的方法获取精子，然后从卵巢取卵，一般是在超声波引导下穿刺取卵，再把卵子和精子混合在一个培养皿中，孵化一段时间，完成受精后再把受精卵移入到子宫内。

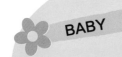

条条大路通罗马之试管婴儿

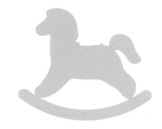

　　试管婴儿技术是体外受精－胚胎移植技术的俗称，试管婴儿是指采用人工方法让卵细胞和精子在体外受精，并进行早期胚胎发育，然后移植到母体子宫内发育而诞生的婴儿。试管婴儿技术最初由英国产科医生帕特里克·斯特普托和生理学家罗伯特·爱德华兹合作研究成功。1978年7月25日，全球首位试管婴儿在英国诞生。

试管婴儿从何而来

　　试管婴儿是伴随体外受精技术的发展而来的，第一个试管婴儿路易丝·布朗于1978年7月25日23时47分在英国的奥尔德姆市医院诞生。试管婴儿一诞生就引起了世界科学界的轰动，甚至被称为人类生殖技术的一大创举，也为治疗不孕不育症开辟了新的途径。

　　试管婴儿并不是真正在试管里长大的婴儿，而是从卵巢内取出几个卵子，在实验室里让卵子与精子结合，形成胚胎，然后转移胚胎到子宫内，使之在妈妈的子宫内着床、妊娠。正常的受孕则需要精子和卵子在输卵管相遇，二者结合，形成受精卵，然后受精卵再回到子宫腔，继续妊娠。

试管婴儿技术适用人群

严重输卵管疾病，如患盆腔炎导致输卵管堵塞、积水，或输卵管结核而子宫内膜正常，或异位妊娠术后输卵管堵塞；子宫内膜异位症；免疫性不孕症，即男方精液或女方宫颈黏液内存在抗精子抗体者；男性因素，即少精症、弱精症、畸精症；原因不明性不孕症等。

试管婴儿技术不宜人群

1. 提供卵子及精子的任何一方患生殖、泌尿系统急性感染或性传播疾病。

2. 提供卵子及精子的任何一方有酗酒、吸毒等不良嗜好。

3. 提供卵子及精子的任何一方接触致畸量的射线、毒物、药品并处于作用期。

4. 女方患有不宜生育的严重遗传性疾病、严重躯体疾病、精神心理障碍等。

5. 接受胚胎赠送或卵子赠送的夫妇双方患生殖、泌尿系统急性感染和性传播疾病，或有酗酒、吸毒等不良嗜好。女方子宫不具备妊娠功能或有严重躯体疾病不能承受妊娠。

试管婴儿技术的过程

1. 促排卵治疗。由于不是每个卵子都能受精，不是每个受精卵都能发育成有活力的胚胎，因此要从女性体内获得多个卵子，才能保证有可以移植的胚胎，这就需要对女性进行促排卵治疗。

2. 取卵。医生在B超引导下应用特殊的取卵针经阴道穿刺成熟的卵泡，吸出卵子。取卵通常是在静脉麻醉下进行的，因此患者并不会感到穿刺过程的痛苦。

3. 体外受精。当女性取卵时，男性进行取精。精液经过特殊的洗涤过程后，将精子和卵子放在特殊的培养基中，以期自然结合。这就是所谓的常规受精方式。

4.胚胎移植。受精后数日，用一个很细的胚胎移植管，通过子宫颈将最好的胚胎移入母体子宫，根据年龄、胚胎质量和既往的结局，决定移植胚胎的个数，通常移植2~3个胚胎。近年来，为了降低多胎妊娠率，一些机构会选择单胚胎移植，或最多移植2个胚胎。

由于胚胎移植管很细，医生动作轻柔，所以患者通常不会有任何痛苦。

5.黄体支持。由于应用了促性腺素释放激素激动剂/拮抗剂和促排卵药物，以及取卵导致的卵泡颗粒细胞的丢失，女性在取卵周期通常存在黄体功能不足，需要应用黄体酮或绒毛膜促性腺激素进行黄体补充、支持。如果没有妊娠，停用黄体酮，等待月经来潮。如果妊娠了，则继续应用黄体酮，通常用至B超看到胎心后3周。

6.妊娠的确定。在胚胎移植后14天测定血清绒毛膜促性腺激素，确定是否妊娠。在胚胎移植后21天再次测定血清绒毛膜促性腺激素，以了解胚胎发育的情况。在胚胎移植后30天经阴道超声检查，确定是否宫内妊娠，有无胎心搏动。

了解试管婴儿技术的弊端

1.试管婴儿技术使精子失去了优胜劣汰的竞争机会。由于试管婴儿是人为选取精子，使精子失去了优胜劣汰的竞争机会，因此可能将带有微缺失的Y染色体遗传下去，容易造成流产、死胎、先天畸形等缺陷。有研究显示，试管婴儿比自然受精得来的婴儿出生时罹患脑瘫的概率高3倍。

2.可能造成流产。如果女性身体不具备孕育条件，比如内分泌紊乱、黄体功能不全、有过流产史等，即使施行试管婴儿手术成功，也可能造成流产。

3.可能出现伦理道德问题。地下精子库的不规范可能导致伦理问题。

4.对女性生理的干扰较大。刺激排卵可导致卵巢反应低下，易出现卵巢功能早衰，年轻女性会于40岁以前闭经或患上卵巢不敏感综合征等。

★幸"孕"星：虽然说试管婴儿技术是助孕技术的里程碑，但成功率低、费用高，而且不能治疗原发病，还有一些弊端。所以，试管婴儿不是治疗多数不孕症的首选技术。

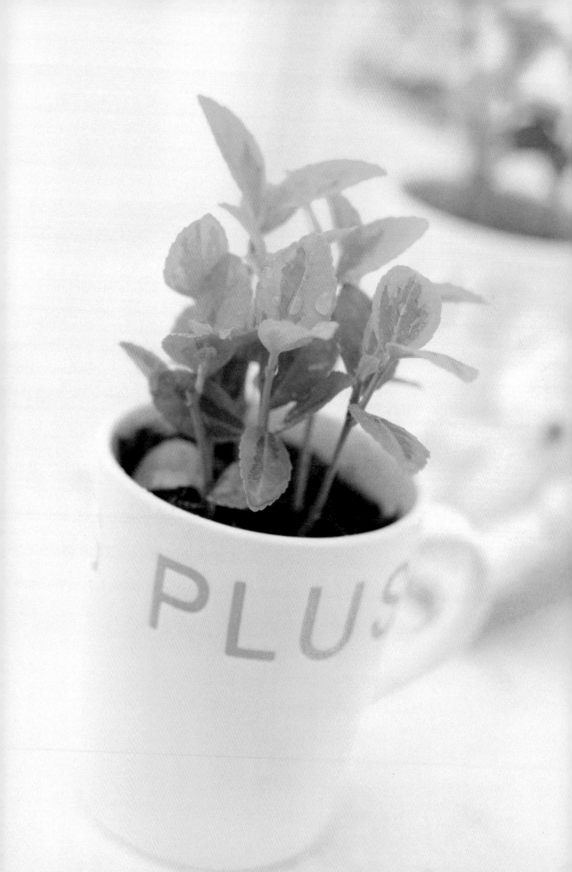

PART

10

"好孕"来报到——
不仅要能怀得上更要能够生得下

　　幸福的"好孕"时刻终于来临，一个美丽的小生命在妈妈肚子里开始生根发芽了。这时的胎宝宝还叫作"胚胎"，现在的他（她）看起来非常小，外形很像一颗小小的种子，爸爸妈妈一定要细心呵护，直到宝宝顺利降临人世。

Chapter

1

怀孕了，
宝宝发来幸福的信号

当小生命在你的身体里开始孕育，你的身体会发生奇妙的变化。最初的感觉很容易被错过，所以你需要了解怀孕的最初症状。一般停经35～40天以后，早孕试纸就可以告诉你大致的答案，同时你还必须到医院进行进一步的检查，确定是否真的怀孕。看看宝宝发来了怎样的幸福信号吧。

自己察觉到的怀孕最初征兆

♛ 恶心呕吐

备孕妈妈一旦怀孕后，在头3个月都难免有不同程度的恶心、呕吐经验，老人家说这就是"害喜"，常发生在早上，孕吐是早孕反应的一种症状。妊娠以后，大约从怀孕5周，会发生孕吐，即轻度到中度的恶心以及偶尔呕吐，一般不会影响宝宝的健康。只要没有出现脱水或进食过少的情况，即使你在孕早期（怀孕头3个月）体重没有增加，也没什么问题。多数情况下，你应该能够很快恢复胃口，并开始增加体重。

轻度孕吐怎么办：准妈妈要学会自己稳定情绪，解除思想顾虑，不要紧张和焦虑，尽量避免一切不良的精神刺激，保持精神愉快；一般不必用药物来治疗，但可以补充一些B族维生素及维生素C，以减少呕吐、恶心等反应。如果用药，可服用少量镇静止吐剂，但必须在医生的指导下用药；注意休息，一定要保证足够的睡眠时间，晚间至少要睡眠8小时。

严重孕吐怎么办：最好不要待在家里，因为妊娠反应剧烈是很危险的，甚至会危及生命，要及时去医院住院治疗；准妈妈要补充水分和营养，如果住院治疗，身体状况极度虚弱，要遵从医生的建议。

乳房胀痛

这时激素的不断增高会导致乳房肿胀疼痛。这种疼痛就像月经来之前那段时间的胸部疼痛的夸大版本，随着你的身体对激素变化的适应，这些疼痛感会在经历了孕早期后显著降低。

感觉疲劳

怀孕初期容易疲倦，有的准妈妈会变得懒洋洋的，整天都无精打采，常常会想睡觉，好像永远睡不醒。这是准妈妈对体内黄体酮激素增加及身体承受的压力的适应。

频繁排尿

早期妊娠后因增大的子宫压迫膀胱而出现小便次数增多的现象，让你频繁上厕所。别担心，随着子宫逐渐增大超出盆腔，尿频会自然消失，直到孕晚期会再次出现。

体温持续偏高

如果你仍在坚持测基础体温，并注意到温度已经持续偏高18天，那说明你可能怀孕了。

对食物反感

你可能突然发现某些你曾经很享受的食品，现在却完全厌恶了。这种感觉可能在整个怀孕期间持续存在。

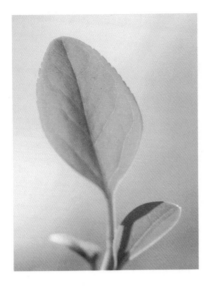

👑 阴道出血

有些准妈妈在怀孕约11～12天之后会有少量阴道出血，出血的原因可能是受精卵进入了你子宫血液循环丰富的地方。这种出血是很轻微的，一般呈现为红点或红褐色的染色，并只持续1～2天。

★幸"孕"星：如果准妈妈发现任何出血症状，应该立即去咨询医生，特别是当它们伴随着疼痛时，因为这可能是宫外孕或先兆流产的一个征兆。

生理检测判断

👑 月经停止

这是一般人最常注意到的怀孕征兆。只要是正值生育年龄的女性，月经正常，在性生活后，下次经期超过10天未到，就有可能是怀孕了。这是怀孕的最早信号，过期时间越长，妊娠的可能性就越大。

不过，女性的生殖机能非常敏感，并不是月经没有来就是怀孕了。月经没有来的原因有很多，可能因为卵巢机能不佳，可能因为激素分泌不正常或工作忙碌等。如果精神受到较大压力，或是周围环境有所变化也会引起月经迟来的现象。平常月经就不规律的女性，如果月经一次迟到，并不需要特别紧张，最好是经过医生的诊断，再下结论。

👑 用早孕试纸自测

在药房里可以买到早孕试纸，它可以通过监测尿液中的绒毛膜促性腺激素，来告诉备孕妈妈是否已怀孕。一般月经推迟10～14天，试纸才可以测出怀孕，如果使用方法正确的话，准确率可以达到95%以上。需要注意的是，宫外孕、葡萄胎等异常情况下，试纸也会显示为阳性，因此最安全可靠的方法是到医院做全面的检查。

早孕试纸的使用方法：用洁净干燥的容器收集尿液（最好是晨尿），将试纸标有箭头的一端浸入装有尿液的容器中，3～5秒后取出平放，在30秒到5分钟内观察结果。只显示一条红线是阴性，说明没有怀孕；显示一深一浅两条红线，表示可能怀孕或刚怀孕不久，需要隔天用晨尿再验一次；显示两条很明显的红线是阳性，说明已经怀孕。

👑 去医院诊断

确定怀孕最可靠的方式还是去医院诊断，医生会为你预约B超检查，通过B超能够排除宫外孕等异常情况，还可以为你计算出妊娠的真实周数。

如果受孕成功，最早在妊娠第五周，也就是月经过期一周，在超声波屏上就可以显示出子宫内有圆形的光环，又称妊娠环，环内的暗区为羊水。因此，B超诊断早孕是最正确可靠的方法。

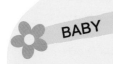

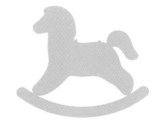

预产期的算法

　　一般是从最后一次月经的第一天开始计算孕周数，满40周（即280天）的那一天就是预产期。从现在开始，准妈妈可以在日历上按照这个日期依次标注你的孕周、孕月，提醒孕检的日子，并记录下胎宝宝每天的成长。

　　预产期并不是精确的分娩日期，科学家们统计过，只有一半左右的女性会在预产期那一天分娩。由于每一位孕妇都难以准确地判断受孕的时间，所以，医学上规定，以末次月经的第一天起计算预产期，整个孕期共为280天，10个妊娠月（每个妊娠月为28天）。预产期主要的计算方法有：

　　1. 根据末次月经计算。末次月经日期的月份加9或减3，为预产期月份数；天数加7，为预产期日。举例：最后一次月经是2015年2月1日，日期是1+7，月份是2+9，预产期为11月8日。

　　2. 根据胎动日期计算。如果你记不清末次月经日期，可以依据胎动日期来进行推算。一般胎动开始于怀孕后的18～20周。计算方法为：初产妇是胎动日加20周，经产妇是胎动日加22周。

　　3. 根据基础体温曲线计算。将基础体温曲线的低温段的最后一天作为排卵日，从排卵日向后推算264～268天，或加38周。

　　4. 根据B超检查推算。医生做B超时测得胎儿头部双顶间径、头臀长度及股骨长度即可估算出胎龄，并推算出预产期。

　　★辛"孕"星：医生看到的是胎儿的实际大小，因为胎儿生长是有差异的，和排卵时间、受精卵着床时间都有关系，所以就会出现胎儿实际大小和怀孕时间不符的现象。和预产期相比，生产时间提前或推后两周都是正常的。

Chapter

2

准妈妈要做好这些事儿，
为宝宝保驾护航

怀孕初期（怀孕头3个月）是一个非常特殊的时期，刚刚形成的胚胎对于外界的很多因素和刺激异常敏感。在胎宝宝塑造成形的关键期，胚胎发育的好坏直接关系整个孕期宝宝的发育过程是否良好。所以，准妈妈们一定要倍加呵护自己，只有身体免疫力和抵抗力提高了，才能为胎宝宝提供更加安全健康的成长环境，让胎宝宝如愿以偿地降落人间！

准妈妈孕早期的自我养护

👑 预防感冒

普通感冒和流行性感冒都是主要由病毒引起的呼吸道感染。虽然普通感冒对胎儿影响不大，但如果体温较长时间维持在39℃左右，也有可能造成胚胎畸形。如果是流行性感冒，不仅病毒具有能使胚胎或胎儿发生畸形的作用，高热和病毒的毒性还会刺激子宫收缩，引起流产。因此，准妈妈在孕早期要避免去公共场所，尤其在感冒流行季节，同时在生活中也要避免接触感冒患者。

👑 不要自行乱吃药

妊娠30～40天之间如果出现伤风感冒、头痛失眠等不适，不要自行乱吃药。因为这段时间是胚胎组织对药物最敏感的时期，刚刚形成的胚胎非常稚嫩，很容易受到一些药物的损害而造成畸形或流产。发烧时切不可乱用阿司匹林等退热药，一定要及时去看医生并告之怀孕的时间，以便医生选用既有效又不会对胎儿有害的药物。

♛ 禁止做腹部X线检查

早孕阶段尤其是怀孕15～56天时，胚胎的器官正处于高度分化形成中。一旦接受X射线特别是腹部X线检查，可能发生胚胎畸形，出现小头、痴呆、脑水肿、小眼等发育上的缺陷。因此，在怀孕头2个月最好不做X射线照射。除此之外，孕期常规的肺部透视可以推迟到怀孕4个月后，X射线骨盆测量在孕早期也应尽量避免，最好安排在妊娠36周左右。

♛ 有出血现象要立刻到医院检查

如果怀孕早期出血，可能是因为宫外孕、流产以及劳累等多种原因。这些都半点马虎不得，应该马上到医院检查。在排除宫外孕之后，就应该听从医生嘱咐，做好安胎的工作。

♛ 出行尽量不走颠簸的道路

怀孕早期很多孕妇都还在每天坚持上班。如果在颠簸不平的路上骑车、乘坐公交车等，容易因剧烈震动或过于劳累而使盆腔充血，对胚胎组织造成刺激，引发自然流产或先兆流产等不良结果。因此，孕早期骑车或乘车时要尽量避开不平的道路，以免发生意外。

♛ 要注意个人卫生

刚刚怀孕的女性，由于身体的变化，以及对营养的需求增加，身体代谢会非常快，阴道的分泌物增多，准妈妈容易受到细菌的侵害。所以，进入怀孕期之后，准妈妈要特别注意卫生，勤洗澡、勤换内裤。

♕ 穿着要恰当

在怀孕早期，准妈妈的穿着应该保持柔软、宽大，不要进行束腰，不要穿紧身裤，更不要穿高跟鞋。否则，很容易导致流产的发生。而且高跟鞋还会导致腿部疲劳，对准妈妈的身体健康不利。

♕ 保证充足的休息

准妈妈要充分地休息，每天应该保持8～10小时的睡眠时间，不要让自己处于疲惫状态。同时，还应该远离辐射，不要长时间看电视、玩电脑、打手机。

♕ 细心护理乳房

在怀孕初期，准妈妈每天应用温水均匀擦洗乳房，特别是乳晕，保持乳房的洁净，使乳头皮肤保持坚韧。擦洗后可用手指轻挤乳头，保持畅通。乳头如果凹陷，应常用手向外牵拉。

♕ 洗澡时间不宜过长

怀孕早期所发生的孕吐反应，通常会使孕妇的身体比较虚弱。如果洗浴时间太长，身体容易疲倦，引起头晕，甚至虚脱在卫生间里。特别是如果坐浴时间过久，会造成子宫充血，刺激子宫肌肉引起收缩，引发流产。

♕ 不涂抹香味浓烈的香水

香味浓烈的香水中含有一些人工芳香剂，容易刺激孕妇的呼吸道、皮肤神经系统，引起过敏反应，如皮肤瘙痒，还会引起头晕、咳嗽甚至头痛等不适，而怀孕早期孕妇本身就很敏感，因此，孕期最好避免使用这样的香水。

♕ 注意孕早期营养，远离孕吐

孕早期是胎儿脑细胞和脂肪细胞增殖的敏感期。在这个时期，准妈妈一定要注意增加蛋白质、磷脂和维生素的摄入，保证营养的均衡，以利于胎儿的智力发育。体质较差或出现孕吐的准妈妈，要注意改善生活环境，减轻劳动强度，增加休息时间。同时保持心境平和，消除紧张情绪，避免不良刺激。要摄取合理充分的营养，食用蛋白质丰富的鱼、肉、蛋及豆类食品，多吃些新鲜蔬菜及水果，补充B族维生素及维生素C。

缓解孕吐的方法：①躺下来充分休息。想呕吐时躺下来可以有效缓解孕吐，也可以使用一种孕妇枕头来保护背部和胃，并保证拥有充足的睡眠。②少食多餐。早晨少量地吃东西，能防止恶心呕吐。准妈妈可以放一些营养开胃的零食在身边，只要觉得饿了，就拿过来吃，这种方法能减少孕吐。③多吃原味食物。孕早期可以多吃富含碳水化合物的食物，如苏打饼干等。另外，白米饭、原味酸奶、柠檬水、西瓜等也能缓解孕吐。要避免吃高脂肪、油腻、辛辣和油炸的食物，因为这些食物会刺激已经变得脆弱的消化系统。

准妈妈孕早期调理胃口、增加营养的方法

1. 变换食物的做法。同样的食物，换一种做法也许会让你有胃口。比方说你嗜酸，那可以用柠檬汁、醋拌凉菜。如果你不喜欢吃平时的菜，不妨用食物搅拌机来做成糊，并尝试不同的食物搭配。如果你想吃蔬菜，则不妨尝试各种鲜榨果蔬汁。

2. 减少营养素的损失。淘米次数不要过多；蔬菜应该先洗后切，在烹调过程中应急火快炒，和肉类食物混合烹调时可以加少量淀粉。

3. 重视色香味。你可以把菜式做得更漂亮，更吸引眼球，同时还要清淡爽口、富有营养。比如选择番茄、黄瓜、鲜香菇、苹果等色彩鲜艳的蔬果，既营养丰富，又容易激发食欲；还可以在餐桌上布置烛光和鲜花，放音乐，营造出美好的进食氛围。

4. 选择易消化、易吸收的食物。这些食物能减轻呕吐，如烤面包、饼干、大米粥或小米粥。大米粥或小米粥还能补充因恶心、呕吐失去的水分，预防脱水。

5. 多食用粗粮杂粮和新鲜水果蔬菜，以补充纤维素。这类食物还可以预防孕期可能出现的便秘，并补充B族维生素。

孕早期是孕妇补充叶酸的关键期。怀孕第3~6周正是胎儿中枢神经系统生长发育的关键时期。妊娠第4周时胚胎就形成了原始脑泡，虽然在第8周时胎儿的身长只有3厘米左右，体重也只增加了2克多，但是这时候他的脑细胞增殖迅速，最易受到致畸因素的影响。如果在此关键时候补充叶酸，可使胎儿出现神经管缺陷的危险减少50%~70%。

叶酸补充的最佳时间应该从你准备怀孕头3个月至整个孕期，但最好在医生指导下进行。在孕中后期，胎儿的DNA合成，胎盘、母体组织和红细胞的增加都使你对叶酸的需要量大大增加。所以即使胎儿的神经系统在孕早期已经发育完成，但孕中后期叶酸的缺乏仍然可能会引起巨幼红细胞性贫血、子痫前期、胎盘早剥的发生。

★辛"孕"星：补充叶酸，首先应从最天然的食物补充开始，动物肝、肾以及绿叶蔬菜中叶酸的含量都很丰富，你可以让它们经常出现在餐桌上。

准妈妈如何应对孕期焦虑情绪

不少原本开朗、自信、有主见的准妈妈，在怀孕后突然变得脆弱敏感，不是担心胎儿长不好，就是担心自己得病，常因一点小事对丈夫发脾气，弄得丈夫也不知所措。准妈妈的这些情绪反应都是妊娠期间的心理不适引起的，只要从容应对，完全可以顺利地度过孕期。

♛ 别让压力"压坏"胎宝宝

怀孕时如果压力过大，准妈妈体内会大量释放出一种激素，易导致自发性流产；而且准妈妈在怀孕期间的精神压力过大可导致婴儿的先天缺陷，特别是在怀孕期间经历了"重大变故"的准妈妈，产下患有腭裂、兔唇、听力缺陷和先天性心脏病等疾病的婴儿的概率远远大于其他妈妈。

此外，准妈妈在怀孕期间，如果长时间处在精神紧张或压力下，很可能使孩子在今后的生活中出现行为方面的问题。有研究发现，准妈妈在怀孕的第12~22周期间如果出现焦虑症状，她的孩子也可能出现焦虑，并可能出现注意力不足和多动障碍。

♕ 从容应对孕期不良情绪

1.消除恐惧与担忧心理。多看一些有关怀孕与分娩方面的书，不要捕风捉影，要相信产前检查，学会调控情绪。

2.保持平和心态。及时提醒自己采取转移烦恼、宣泄积郁、积极社交等方式，保持一种平和恬静的心态。

3.求得家庭成员的帮助。孕期中的准妈妈，可能更关注孩子，而准爸爸则继续一边关注事业，一边关注家庭。这个时候，准妈妈可要求准爸爸做出一些调整，告诉他你真正所需要的，让他多关心你，免得你过于焦虑。

不要把坏心情传给下一代，孕期准妈妈的心情可以影响胎儿的性格。为了下一代的快乐，准妈妈至少要学会控制和平抚自己的情绪。

♕ 让孕期焦虑走开

告诫法：在孕期生活中，要经常告诫自己，不要生气，不要着急，宝宝正在看着呢。

释放法：你可通过写日记、写信，或向可靠的朋友叙说自己的处境和感情的方式释放焦虑情绪，使你的烦恼烟消云散，得到令人满意的"释放"。

社交法：闭门索居只会使你郁郁寡欢，准妈妈要将自己置身于乐观向上的人群中，充分享受友情的欢乐，从而使情绪得到积极感染。

协调法：每天抽30分钟到家附近的宁静小路上散散步，做做体操，心情会变得非常舒畅，尤其是美妙的鸟鸣声更能帮助你消除紧张情绪，使你深受感染而自得其乐。

美容法：改变一下自己的形象，让自己成为美丽孕妈，保持快乐的心境。

准爸爸要悉心照顾妻子

♕ 第1个月准爸爸应该做的事情

1.陪妻子到医院确认是否怀孕，并在医生的指导下预备叶酸及所需的维生素，督促妻子天天按时按量服用。

2. 带妻子买一双舒适好穿又防滑的平底鞋。

3. 叮嘱妻子远离家中的辐射源：微波炉、电脑、手机、电热毯等。

4. 提醒妻子出入、搭车要注意安全。

5. 提醒妻子养成良好的生活习惯及饮食习惯。

6. 陪妻子参加孕妇课程，多了解孕期及生产知识。

7. 戒烟，孕妇被动吸烟会对胎儿的成长造成不良影响。

8. 预备关于孕期指南及育儿方面的书籍。

👑 第2个月准爸爸应该做的事情

1. 和妻子一起制定一个孕期日程表，罗列每个月该做的事情。

2. 跟一些已经当爸爸的同事、朋友交流，吸取经验。

3. 主动承担一些家务，保证妻子有充分的休息和睡眠。

4. 温柔体贴地对待妻子，安抚她不安的情绪。

5. 把房间布置得温馨舒适，可以添置妻子喜欢的物品和宝宝海报。

6. 对妊娠反应强烈的准妈妈，准爸爸要更加悉心照顾，在妻子不适时多加关爱，为她预备能吃得下的食物。

7. 前3个月避免进行性生活。亲吻、拥抱、爱抚等这些同样是一种非常好的增进夫妻间感情的好办法，而且对处于孕早期的准妈妈没有任何伤害。

👑 第3个月准爸爸应该做的事情

1. 妥善安排好妻子的饮食，帮助她培养良好的饮食习惯，摄入均衡营养，为宝宝的成长打好基础。

2. 陪妻子到医院做孕期检查，了解系列孕期保健信息。

3. 帮妻子养成良好的生活习惯，督促她养成规律的作息。

4. 多给妻子鼓励和赞扬，帮助她建立面对以后孕期生活的信心。

5. 尽量多花些时间陪伴妻子。

Chapter

3

谨防先兆流产，
别让宝宝来了又走

听到先兆流产，准爸妈肯定会心头一紧，担心胎宝宝无法继续健康生长，造成宝宝来了又走的终生遗憾！那么遭遇先兆流产时要如何保胎？要如何护理？要如何注意饮食？——这些都是孕早期遭遇先兆流产的准爸妈们疑惑和关注的问题。如果准妈妈出现了先兆流产的征兆，一定要提高警惕，做好日常生活各方面的防护，做好做足保胎准备！

什么是先兆流产

先兆流产简单地说就是女性怀孕时间不足28周而出现了下腹疼痛、宫颈未开、阴道出血等情况的现象。怀孕时间少于12周的称为早期先兆流产，怀孕第12～28周的称为晚期先兆流产。

准妈妈下身出血极有可能是先兆流产。因为流血的多少不同，以及血液在阴道内瘀积的时长不同，所以出血的颜色也是多样的，会出现鲜红色、粉红色甚至是红褐色。孕妇同时会感觉到腹痛、腹胀、腰酸，并且感觉胎动下坠等。

一旦准妈妈发生先兆流产的现象应该及时到医院进行检查诊治，否则可能会造成更严重的伤害，比如引发流产或者由于出血太多而出现感染导致死亡等。

先兆流产的症状

1.阴道流血。先兆流产最明显的症状便是阴道流血，而且流血量有多有少。从出血的时间间隔来看，可能是持续性的出血，也有可能是不规律出血。若孕妇出现了这种情况就应该及时到医院进行检查诊治。

2.有疼痛感。若女性发生先兆流产，或会伴随骨盆、腹部等处的疼痛，大致会持续几个小时甚至几天。

3.阴道血块。如果从孕妇的阴道中排出了一些浅灰色的组织液或者深色的血块的话，也要及时去医院检查，以免流产。

先兆流产的原因

1.遗传因素。若夫妻中存在染色体异常等遗传问题，则会造成胚胎本身的变异，很容易造成孕妇的先兆流产。而且，即使胎儿足月出生也可能会出现畸形或其他不健康的情况。

2.疾病原因。若胎儿在母体内得不到足够的氧气或者患有羊水、胎盘方面的一些病症可能会导致先兆流产。

3.环境因素。如果准妈妈在妊娠期长时间接触某些有毒有害化学物质也可能引发先兆流产，如接触奎宁、汞、一氧化碳、磷、铝、苯等有毒物质。

4.准妈妈营养供给不足。刚怀孕时，准妈妈会有恶心、呕吐等不适，若情况严重则会导致营养极度缺乏，同时无法为胚胎提供足够的营养，从而容易引发先兆流产。

5.准妈妈的身体及情绪原因。准妈妈在怀孕期间如果患有某些疾病，如流感、肺炎等，那么那些病原体会侵害胚胎从而导致胎儿中毒。另外，内分泌失调，如甲状腺、脑垂体功能下降，也会导致子宫发育不良，从而无法为胚胎提供良好的生长发育的环境，甚至会对胚胎的发育产生危害，这都会造成先兆流产。

准妈妈若在怀孕期间情绪比较低落、容易焦虑，或者经历了较严重的神经刺激等，那就会扰乱大脑皮层的活动，从而刺激子宫收缩，在宫缩的过程中胚胎可能会被迫排出或者造成胚胎的死亡。

6.夫妻性生活不当。怀孕头3个月，夫妻之间不要有性生活。因为此时是流产风险最大的时期，应该提高警惕否则很容易流产。在孕中期，即使夫妻可以同房也要十分当心，同房时准爸爸应该避免压迫准妈妈腹部，以免造成流产。

先兆流产的治疗

首先，发生先兆流产后，必须要保胎吗？那也不见得。很多妊娠早期的自然流产，是因为在怀孕期间胚胎发育出现了异常，是身体对不良胚胎、不良胎儿的生物学的优胜劣汰，实质上是人类自我保护的一项明智之举。强行保胎，从优生的角度看是不足取的。准妈妈应该积极调养身体、调整心态，为下一次怀孕做好准备工作。对于是否能够继续保胎一定要到医院进行检查诊治，听从医生的建议和指导。

如果仅是因过度疲劳、体力劳动、腹部外伤等引起的先兆流产，经过医生诊断胚胎发育健康，就可以保胎。这样的先兆流产保胎成功率也会相对提高。有些孕妇发现先兆流产后，由于担心药物影响胎儿质量，干脆放弃保胎，这也不科学。准妈妈发现有先兆流产的迹象应尽快到医院检查，而不要自己随意选择保胎药。

♛ 一般治疗

若出现了先兆流产的症状，那么应该在生活起居及饮食上有所注意：要多休息、减少活动，采取静养的方式保胎；要合理膳食、多补充一些营养物质。在阴道流血停止后，应该再静养半个月左右才继续工作。这种治疗方法对于刚出现先兆流产症状的准妈妈比较实用。

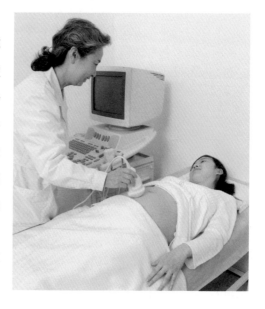

此外积极配合医生治疗时，应该避免不必要的阴道检查。

🔱 常用食疗方

糯米红枣粥

糯米、红枣煮粥,每日一碗。用于气虚或肾虚。

桂圆汤

麻根30克、桂圆10个,煎服。用于气虚或肾虚伴下坠感。

首乌羹

首乌粉适量,开水冲成羹糊状服用。

桂圆莲子羹

桂圆、莲子各25克,煮烂。

核桃仁炒韭菜

核桃仁50克,先以香油炸黄,再加入韭菜翻炒,调味食用。

阿胶粥

糯米100克,阿胶5克捣碎,先按平常方法煮粥,等将熟时,加入阿胶,边煮边搅,粥稠胶化即可。每日早、晚温热服食,连服三天。

🔱 药物治疗

医生最常用的保胎药物是黄体酮。黄体酮有助于女性的妊娠、抑制宫缩症状的出现、为胎儿提供有利的生长发育环境。在孕早期发生先兆流产的准妈妈可以在医生指导下服用黄体酮,还可以采用注射绒毛膜促性腺激素的方式来刺激黄体分泌更多的黄体酮。若在孕晚期发生先兆流产,医生还会让准妈妈服用一些镇静剂和阻滞剂等,这样能够减少子宫的收缩。此外,准妈妈也可以服用一些维生素,如维生素E有利于胚胎的发育。

先兆流产的饮食禁忌

1.不吃油腻、生冷以及不易消化的食物。因为先兆流产者体质虚弱,因此吃上述食物容易导致消化不良、腹泻等症状,从而使得气血不足。

2.不吃辛辣刺激性食品,辛辣刺激性食品可能会引起胎儿不规律的胎动，不利于胎儿的健康成长。比如蒜、姜、胡椒、咖喱、肉桂、酒、咖啡等不宜吃。

3.不吃寒凉活血的食品。准妈妈应该补充一些温和的食物，若吃较多的寒凉性食物，则会使脾胃更加虚寒，如田螺、河蚌、蟹等食物不宜多吃。

4.不可盲目使用泻药。若准妈妈在孕期出现了便秘等情况，千万不能盲目使用泻药，可以通过食用蔬菜、水果等进行调节，若要服泻药一定要在医生指导下进行。还要注意多饮水，保持大便通畅，如大便干燥难解，每天早晚可服蜂蜜1匙，以润肠通便。

先兆流产的护理要点

一旦阴道有流血症状，准妈妈应冷静处理，了解先兆流产的可能原因，解除不必要的顾虑和紧张情绪。恐惧和焦虑会促使子宫肌肉痉挛，使症状加重。所以，保胎期间孕妇应卧床休息，保持心情平静，并严禁房事。

准妈妈及其家人还要密切观察阴道出血的量、颜色及血块的大小，若出血量加大，腹痛加剧，并有组织物排出，应及时携带排出组织物到医院就诊。

★幸"孕"星：患有肺结核、贫血、肺炎等疾病者，以及体质欠佳的准妈妈，容易发生胎漏、胎动不安，所以在怀孕前应积极治疗原发病，待病愈后再考虑怀孕生子。

如何预防先兆流产的发生

1.定期产检。准妈妈在整个妊娠期都要定期到医院做产检。这样能及时发现胎儿发育中可能存在的问题及孕妇身体的异常情况，能够更好地保障准妈妈和胎宝宝的健康。

2.注意生活作息。充足的睡眠是关键因素，准妈妈每天的睡眠最好在8个小时以上。平时可以多出去散散步，并进行适量的运动。这样不仅能够提高准妈妈的抵抗力还能够保证日后顺利生产。日常生活中准妈妈应穿宽松的衣服，尽量穿平底鞋。

3.加强饮食营养。准妈妈在怀孕期间要注意日常饮食的科学营养，每天要食用一定量的新鲜水果蔬菜以补充维生素等物质，还要以少食多餐的方式补充足够的蛋白质。平时宜食用清淡爽口、利于消化的食物，比如豆类、蛋类、鱼类、肉类等。每日饮食应该有规律并且要科学合理搭配。

此外，为了使肾气充足、气血旺盛，准妈妈除了注意营养外还可以有意识地多吃一些补肾健脾的食品，如芡实、山药、鸡肫等。

4.保持轻松好心情。准妈妈在怀孕期间要有一个良好的心境，避免受较大的刺激，可以多跟家人沟通交流以缓解不良情绪。在怀孕期间，要保持情绪的稳定，控制住自身情绪以免喜怒无常，否则会对胎儿的健康成长造成不良影响。此外，也可以通过适量的运动、听音乐、胎教等各种方式进行调节。

5.谨慎对待房事。若准妈妈已经出现了先兆流产症状，那么要禁止房事，尤其是在怀孕的头3个月和最后3个月更是要禁欲。因为孕早期和孕后期是流产的高发时期，孕中期即使可以进行房事也应该谨慎对待。

6.保证环境安全。准妈妈应该远离危害身体健康的化学物质，尽量在无污染的安全健康的环境中生活。此外，也要预防生活中的各种意外伤害。

Chapter
4

高龄产妇安全须知

高龄产妇是指年龄在35岁以上第一次妊娠的产妇。一般来讲，高龄产妇的胎儿宫内生长受限和早产的可能性较大。具体表现是：早产儿或足月新生儿的体重低于同孕周龄的正常儿，不明原因的死胎也增多，先天性畸形率、染色体异常如唐氏儿风险也相对增加。因此，高龄产妇要想做到优生优育，应做一些必要的优生咨询，了解一些特别须知，做好各方面的准备。

为什么高龄产妇容易生痴呆儿和畸形儿

通常所说的晚婚晚育妇女指年龄在23岁以上的育龄妇女，而高龄产妇则指年龄在35岁以上的妇女，此时生育的子女痴呆儿和畸形儿的发生率明显增高，产妇年龄过大也会导致难产、胎儿死亡率增加。因为产妇年龄越大，卵细胞可能发生变化，人体包括卵巢所承受的各种射线和有害物质的影响也越多，这些因素都会使遗传物质发生突变的机会增多。遗传物质染色体如果在细胞分裂过程中发生不分离现象，最常见的是21号染色体不分离，结果就会出现先天性愚型儿。患儿的染色体分析检查可见有3条21号染色体，故又称"21－三体综合征"唐氏儿。这种人智能极低下，长大后生活也不能自理。除了体表异常外，尚有心脏、消化道等内脏畸形。近年还发现母亲年龄太轻或父亲55岁以上时，亦可能对胎儿有影响。凡年龄在35岁以上、生过先天愚型儿或家族中有先天愚型儿的孕妇，都应去咨询门诊进行必要的检查，并且再次妊娠后对子宫内的胎儿应做产前诊断，以了解是否有患"21 - 三体综合征"的可能。若此胎儿染色体正常，则可继续妊娠，直至分娩；若发现有染色体异常，应及早终止妊娠。

高龄产妇孕前应做哪些准备

大龄女性妊娠前要做好心理和身体两方面准备。从心理上，要放松心情，大龄女性妊娠虽有一些不利因素，但这些不利因素并不是在每个高龄孕妇的身上都会发生的。要想做到优生优育，大龄女性应做一些必要的优生咨询，了解一些生育知识，正确对待妊娠及分娩中的问题，做好妊娠的心理准备，切不可焦急、忧虑，因为这样反而会影响受孕的机会。

要尽可能选择合适受孕的时间，保证身体在没有遭受各种细菌感染的情况下怀孕。夫妻双方都应在身体各方面情况最佳时妊娠，所以妊娠前夫妻双方要做一次全面的体检。如有慢性病要在进行治疗后，身体痊愈或病情较为稳定的情况下再怀孕，如需长期用药者要进行咨询，看药物是否影响胎儿发育，再决定是否需要停药，患有急性病时一定不要怀孕。

准备妊娠前一定要开始服用小剂量叶酸，以预防胎儿神经管发育畸形，一般是从孕前3个月服用到孕后3个月。如果想了解自己是否已感染过几种对妊娠有影响的病毒，可在妊娠前抽血做一下这方面的检查，同时要注意避开一些不良的环境，减少接触有害物质的机会。

高龄优孕的干扰因素

女人最佳的生育年龄在25～30岁，35岁之后再选择怀孕，身体的各项生理机能已有不同程度的下降，排卵越来越不规律，受孕机会越来越小。

高龄孕妇流产概率高。女性过了35岁，流产的概率会大大增加。高龄孕妇胎儿致畸率高。女性的生殖细胞一般在35岁以后就开始逐渐老化，并且很容易受到病毒感染、环境污染等影响，女性年龄越大，卵子越容易受影响，卵细胞质量也会随之下降，容易发生染色体分裂异常。

高龄女性有一些会患有妇科或内科疾病，如子宫肌瘤、卵巢囊肿、月经不调、原发性高血压等，对怀孕及胎儿的发育也有一定影响。

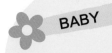

BABY

男孩儿还是女孩儿？概率是个神奇的东西

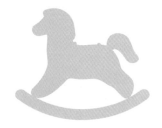

有些夫妻希望能够自己控制生男生女，所以常常有人咨询生男生女的诀窍。这个在医学上尚没有成熟的论断。一个小小的生命种子究竟能孕育出男孩还是女孩，并不能完全让人随心所欲。

性染色体与宝宝性别

决定胎儿性别的是爸爸精子中的染色体，人体细胞的染色体有23对，其中22对为常染色体，1对为性染色体。性染色体又分为X染色体和Y染色体两种。女性的性染色体是XX，只能形成含一条X染色体的卵子；男性的染色体是XY，分别形成含X染色体或含Y染色体的两种精子。如果与卵子结合的是含X染色体的精子，受精卵就会发育成女孩儿；如果是含Y染色体的精子与卵子结合，受精卵就会发育成男孩儿。

一般来说，含X染色体的精子和含Y染色体的精子，与卵子结合的概率相同，所以胎儿的男女比例基本保持平衡。

男孩儿还是女孩儿，能推测出来吗

虽然生男生女是不能控制的，但很多准妈妈在怀孕后就希望知道自己怀的是男孩还是女孩，我国法律规定不能进行胎儿性别的鉴定，所以许多人会把鉴定胎儿性别寄托在民间的说法中。那么，以下这些说法是否科学呢?

1.晨吐厉害，会生男孩——不科学!

这种说法是错误的。

2.妈妈胃口好会生男孩——不科学!

这个说法同样是错误的，没有科学根据。怀孕后，准妈妈口味的改变和孕龄、怀孕环境、心情等都有关，却与孩子性别无关。

3.爱吃酸生儿子，爱吃辣生女儿——不科学!

这个说法是错误的。从医学角度讲，如果准妈妈食欲下降，确实会对酸或辣的东西比较敏感，这属于个体差异化的正常妊娠反应，与胎儿性别没关系。

4.尖肚子生男，圆肚子生女——不科学!

此种说法没有科学根据。准妈妈的肚型与胎儿的位置、体重及羊水的多少等多种因素有关。平时爱运动的准妈妈，怀孕时肚皮就会紧一些;不爱运动、整天坐着的准妈妈，则肚皮松一些。

5.从胎儿心率可预知性别——不科学!

胎儿的心率在男孩和女孩之间没有任何差别。研究人员曾用超声波测量不到14周大的胎儿的心率，发现女孩的心率为每分钟151.7次，男孩的为每分钟154.9次，并无统计学差异。

对于怀孕来说，还是应该一切以科学为主，不能轻信一些民间的传说，更不可轻信民间偏方，以免影响胎宝宝健康。

生男生女要靠缘分，任何一个种子的成功"胜出"，都说明其优秀于别的"种子"。所以，在你们备孕的倒计时之际，要遵守生男生女的"游戏规则"，不能强求，做好非儿即女的思想准备。再说，男孩子、女孩子各有优势，所以还是顺其自然为好。无论生男生女，请你一定要用爱去对待每一个可贵的生命!

90Tian Qingsong Huaishang Jiankang Baobao

90天轻松怀上健康宝宝

特约编辑	徐艳硕
版式设计	桃 子
美术编辑	吴金周
图片提供	海洛创意
	达志影像
	北京全景视觉网络科技有限公司
	上海富昱特图像技术有限公司